临床处方审核案例详解丛书

总主编 吴新荣 杨 敏 副总主编 李茹冰 王景浩 主审 郑志华

内分泌代谢疾病

主 编 伍俊妍 王 燕
副主编 赵文霞 陈广惠 唐 榕
编 委 (按姓氏笔画排序)
王 燕 (广州市第一人民医院)
伍俊妍 (中山大学孙逸仙纪念医院)
杨 善 (中山大学孙逸仙纪念医院)
陈广惠 (中山大学孙逸仙纪念医院)
陈泽鹏 (中山大学孙逸仙纪念医院)
陈楚雄 (中山大学孙逸仙纪念医院)
赵文霞 (中山大学孙逸仙纪念医院)
唐 榕 (广州市第一人民医院)
谭湘萍 (广州医科大学附属第三医院)

人民卫生出版社
·北京·

图书在版编目（CIP）数据

内分泌代谢疾病 / 伍俊妍，王燕主编 . —北京：
人民卫生出版社，2020.9（2021.8 重印）
（临床处方审核案例详解丛书）
ISBN 978-7-117-30455-9

Ⅰ.①内… Ⅱ.①伍…②王… Ⅲ.①内分泌病 —处
方②代谢病 —处方 Ⅳ.①R580.5

中国版本图书馆 CIP 数据核字（2020）第 175273 号

人卫智网	www.ipmph.com	医学教育、学术、考试、健康，购书智慧智能综合服务平台
人卫官网	www.pmph.com	人卫官方资讯发布平台

内分泌代谢疾病
Neifenmi Daixie Jibing

主　　编：伍俊妍　王　燕
出版发行：人民卫生出版社（中继线 010-59780011）
地　　址：北京市朝阳区潘家园南里 19 号
邮　　编：100021
E - mail：pmph @ pmph.com
购书热线：010-59787592　010-59787584　010-65264830
印　　刷：三河市尚艺印装有限公司
经　　销：新华书店
开　　本：710×1000　1/16　　印张：14
字　　数：259 千字
版　　次：2020 年 9 月第 1 版
印　　次：2021 年 8 月第 2 次印刷
标准书号：ISBN 978-7-117-30455-9
定　　价：49.00 元

打击盗版举报电话：010-59787491　E-mail：WQ @ pmph.com
质量问题联系电话：010-59787234　E-mail：zhiliang @ pmph.com

《临床处方审核案例详解丛书》
编　委　会

总 主 编　吴新荣（中国人民解放军南部战区总医院）
　　　　　杨　敏（广东省人民医院）
副总主编　李茹冰（中国科学院大学深圳医院）
　　　　　王景浩（暨南大学附属第一医院）
主　　审　郑志华（广东省药学会）
编 委 会（按姓氏笔画排序）：
　　　　　王　燕（广州市第一人民医院）
　　　　　王延东（中山大学中山眼科中心）
　　　　　伍俊妍（中山大学孙逸仙纪念医院）
　　　　　刘春霞（中山大学孙逸仙纪念医院）
　　　　　吴红卫（广东药科大学附属第一医院）
　　　　　吴晓松（暨南大学附属第一医院）
　　　　　邱凯锋（中山大学孙逸仙纪念医院）
　　　　　张晓娟（广东省人民医院）
　　　　　张紫萍（广州市第十二人民医院）
　　　　　陈　杰（中山大学附属第一医院）
　　　　　陈艳芳（广州市第八人民医院）
　　　　　郑　萍（南方医科大学南方医院）
　　　　　郑锦坤（粤北人民医院）
　　　　　常惠礼（清远市人民医院）
　　　　　温预关（广州医科大学附属脑科医院）
　　　　　黎小妍（中山大学附属第六医院）
　　　　　魏　理（广州医科大学附属第一医院）

《临床处方审核案例详解丛书》
分册目录

序号	书名	分册主编
1.	处方审核基本知识	郑锦坤　邱凯锋　吴晓松
2.	感染性疾病	吴红卫　陈杰
3.	心血管系统疾病	刘春霞　郑萍　陈艳芳
4.	呼吸系统疾病	魏理
5.	消化系统疾病	常惠礼　黎小妍
6.	内分泌代谢疾病	伍俊妍　王燕
7.	神经系统疾病与精神障碍	张晓娟　温预关
8.	五官科疾病	张紫萍　王延东

序　一

在新医改的变革浪潮下,我国的医疗卫生服务体系面临着以疾病为中心向以患者为中心的方向转变,药师的服务模式也面临巨大挑战。当前,无论是医院药师还是社会药店药师,都要积极行动起来,主动适应药学服务从传统的调剂方式向以合理用药为目标、以患者为中心的全方位药学服务的转变,尤其是应加强患者个体化的合理用药支持工作。

在过去的几十年中,为解决缺医少药的问题,我国的传统药学教育培养了一大批"会做药"的药师。随着医改和健康中国战略的实施,我们不仅需要"会做药"的药师,还需要能服务于临床药物治疗和患者用药的"会用药"的药师。补齐当前缺乏"会用药"的药师这一短板是当务之急。

2018 年 6 月 29 日,国家卫生健康委员会办公厅、国家中医药管理局办公室、中央军委后勤保障部办公厅联合印发《医疗机构处方审核规范》(简称《规范》),《规范》中明确了"药师是处方审核工作的第一责任人",在肯定药师在合理用药中的地位的同时,也对药师的服务水平提出了更高层次的要求,并把处方审核作为药师进行合理用药服务工作的最重要的一环,因此提升药师的处方审核能力就变得极为重要。

本丛书的作者团队均为具有丰富的一线经验的处方审核专家,他们不辞辛苦,走遍大江南北,举办了多期药师处方审核能力培训班,积累了丰富的实战经验,结合工作中的真实案例形成此书。这种理论和案例相结合的编写模式是本丛书的一大特色。

本丛书不仅可以为一线药师提供实用的身临其境的帮助和指导,有助于药师处方审核实践能力的提升,同时也是对我国"会用药"的药师队伍建设的学术贡献。

仅以此简序,祝贺《临床处方审核案例详解丛书》出版!

李大魁

2020 年 5 月

序　二

2018 年,国家卫生健康委员会等 3 个部门联合制定了《医疗机构处方审核规范》,明确了"药师是处方审核工作的第一责任人",并对处方审核管理和流程作出了具体规范。

不合理用药是全球性问题,已成为影响医疗质量和医疗费用的重要因素。药师的审方能力与医学素养和综合能力直接相关。我国的审方药师普遍存在知识结构缺陷和医学知识不足问题,缺乏及时发现并制止不合理处方的能力。因此,统一审方标准,规范审方行为,提高药师的综合素质,培养合格的审方药师已成为我国药学服务的当务之急。广东省药学会从 2018 年 7 月中旬启动"处方审核能力"培训学习班,并相继发布了《广东省药师处方审核能力培训标准》《处方审核标准索引(2019 年版)》,出版了国内第一部审方教材《药师处方审核培训教材》;广东省省内培训实现全覆盖,并拓展到全国其他省区,同时为满足广大药师的需求开辟了线上培训。截至 2019 年 12 月,本项目已为全国各省市培训超过 15 000 名合格的审方药师,占我国医院药师总数的 1/30,培训效果得到广泛肯定,处方审核培训项目广受欢迎,经培训合格的审方药师以其培训所获知识、技能已有效应用于临床审方实践中,成果颇丰。

随着《国务院办公厅关于加强三级公立医院绩效考核工作的意见》(国办发〔2019〕4 号)的发布,以及医院绩效考核工作的不断推进,合理用药考核指标举足轻重,审方药师培训更需要与之相适应。广东省药学会在两年多的培训实践中,收集和积累了大量宝贵的问题处方案例,对提高审方药师的处方分析能力及审方技能具有十分重要的应用价值。为了更好地总结经验,并希望起到抛砖引玉的作用,广东省药学会组织各大医院专家和资深临床药师,共同编写了《临床处方审核案例详解丛书》,旨在为医院药师和社会药店药师提供审方指导和参考。本套丛书共 8 个分册。

本套丛书采取理论结合实践的撰写方式,按照系统疾病分类,列举了各系统常见疾病的流行病学特点、临床特点、诊断特点及相关疾病的高危因素及预防、治疗方法,重点分析处方常见问题。每个典型处方案例均来源于真实病例,书中详细解析各处方案例审核方法,明确学习目的,陈述案例客观资料,总结案例特征,并以药品说明书为基础,结合指南或专家共识,全面系统分析处方中药物使用的合理性及存在的问题,力求实用,以不断提高审方药师的审方专业技能。

　　本套丛书的出版,要特别感谢受邀参编的药学专家,他们以满腔的热情、丰富的经验,在较为紧迫的时间内以较高质量完成了本丛书的编写工作;此外,广大审方培训班学员也提出了很多建设性意见,在此一并感谢。

　　由于医药科学迅猛发展,因此本丛书所述的案例及机制分析有可能存在滞后情况,衷心希望专家和其他读者惠予纠正。

丛书编委会
2020 年 5 月

前　言

内分泌代谢疾病是因内分泌腺体、激素分泌、靶细胞对激素的反应性、物质代谢等方面发生异常而引起的疾病。随着经济发展、人们生活方式的改变与寿命的延长,与内分泌代谢相关的疾病患病率日益升高。常见的内分泌代谢疾病包括糖尿病、甲状腺疾病、骨质疏松症、高尿酸血症与痛风等。2019 年国际糖尿病联盟(IDF)官网发布的最新全球糖尿病地图(第 9 版)示:2019 年全球约 4.63 亿 20~79 岁成人糖尿病(11 个人中有 1 个为糖尿病患者),而中国是全世界糖尿病患者数量最多的国家,约有 1.164 亿。此外,骨质疏松症和高尿酸血症的发病率也逐年上升,我国 50 岁以上人群骨质疏松症患病率女性为20.7%,男性为 14.4%;中国大陆地区高尿酸血症的总体患病率为 13.3%,痛风为 1.1%。

内分泌代谢疾病常用的药物包括降糖药物(如胰岛素、胰高血糖素样肽 -1 受体激动剂、二甲双胍、磺酰脲类、二肽基肽酶 4 抑制剂、钠 - 葡萄糖协同转运蛋白 2 抑制剂等)、治疗甲状腺功能亢进症 / 减退症的药物(如左甲状腺素钠、甲巯咪唑、丙基硫氧嘧啶等)、抗骨质疏松症药物(如钙剂、维生素 D、双膦酸盐、降钙素、特立帕肽等)、降尿酸药物(如别嘌醇、苯溴马隆、非布司他)等。糖皮质激素不仅会影响机体的内分泌代谢,而且也是治疗某些内分泌代谢疾病的重要药物之一。糖皮质激素已在临床得到广泛应用,但其不合理使用会带来严重的不良反应。

近年来相关的药物研发也随之蓬勃发展,新药相继上市,新治疗方法不断推出,可供选择的治疗方案也日趋增加。随着药品种类、数量的增多,规范临床合理用药迫在眉睫。药学部门工作重心已经从药品供应保障转向以合理用药为核心的技术工作。为促进临床合理用药,发挥药师的技术价值,有必要全面提升药学人员药学技能,其中包括掌握各专科用药的药理学特点、适应证与用法用量、给药途径与疗程、配伍禁忌与相互作用、注意事项、不良反应与防范措施等。

为此,广东省药学会组织了具有丰富实践经验的临床医师、药师编写了《临床处方审核案例详解丛书》的《内分泌代谢病》分册。

全书共六章,各章节除简要论述了每种疾病的定义、诊断要点、治疗原则和特殊人群的用药注意事项外,还针对各常见病用药处方的实际情况,归纳整理出不合理用药处方,每个处方案例分析包括【处方描述】【处方问题】【机制分析】和【干预建议】四部分。作者结合处方和患者的基本信息,力求从理论和临床实践经验两方面分析处方的不适宜性,并对不适宜处方提出调整的建议。

　　本书的编写目的是为药师审核内分泌代谢疾病处方提供参考。通过处方分析,使审方药师对所列疾病的药物相关知识有全面的了解,培养其独立学习、分析问题以及挖掘问题的能力,提高临床诊疗及药学服务水平,从而提升医疗机构药物治疗水平和医疗质量,促进临床安全、有效、经济用药和保证患者的用药安全。此外,本书还可作为临床药师、临床医师、护士、临床药学专业学生的参考用书。

　　本书凝聚了临床药师、临床医师大量的工作经验和日常积累,全体编写人员均付出了极大的努力,在此表示衷心感谢! 但是由于作者知识水平与实践经验有限,不足之处在所难免,特别有些案例的建议有可能存在一定程度的主观性和局限性。同时,由于医药科学的不断进步,书中观点可能会有些疏漏,恳请医药学界专家和其他读者能够给予批评指正,以便再版修订时改正。

伍俊妍　王　燕

2020 年 5 月

目　　录

第一章

总　论

第一节　内分泌代谢疾病概述

一、内分泌代谢疾病的概念

内分泌代谢疾病是因内分泌腺、激素分泌、靶细胞对激素的反应性、物质代谢等方面发生异常而引起的疾病。内分泌代谢疾病主要有内分泌疾病和代谢疾病两大类。其中内分泌疾病通常指因内分泌腺功能亢进或低下导致的激素过多或缺乏而引起的疾病,因此内分泌疾病常以激素分泌的增加和减少命名,如甲状腺功能亢进症和甲状旁腺功能减退症;而代谢疾病则主要研究激素作用的底物,所以代谢疾病常以底物多和少命名,如糖尿病、低血糖症、低钾血症和高钙血症等。因为激素作用对象是底物,所以内分泌疾病和代谢疾病间常互相联系,互相渗透。如内分泌疾病胰岛素分泌过少或胰岛素抵抗的主要临床表现为代谢性疾病糖尿病,内分泌疾病甲状旁腺功能亢进症的主要临床表现为代谢疾病高钙血症,内分泌疾病胰岛素瘤主要表现为代谢疾病低血糖症。

内分泌代谢疾病包括肾上腺疾病(库欣综合征、原发性醛固酮增多症、嗜铬细胞瘤等)、甲状腺疾病(甲状腺功能亢进症、甲状腺功能减退症等)、性腺疾病(多囊卵巢综合征等)、肥胖、骨质疏松症、高尿酸血症及痛风、糖尿病、电解质代谢和酸碱平衡失调(周期性瘫痪等)、低血糖症、神经内分泌疾病(尿崩症等)等。因一些内分泌疾病比较少见或并非以药物治疗为主,相关的处方审核案例很少,因此本书主要纳入以药物治疗为主的内分泌代谢常见疾病,包括糖尿病、甲状腺疾病、骨质疏松症、高尿酸血症及痛风。而糖皮质激素为内分泌疾病常用的激素,临床不合理使用的情况比较突出,故相关内容也纳入本书。

二、内分泌代谢疾病的流行病学

1. 糖尿病 随着人们生活环境和生活习惯的改变,内分泌代谢疾病的患病率在不断增加。糖尿病,尤其是 2 型糖尿病,是一种临床上常见的慢性代谢性疾病,其患病率有逐年上升的趋势。1980 年全国 14 个省市 30 万人的流行病学资料显示,糖尿病的患病率仅 0.67%。1994—1995 年全国 19 个省市 21 万人的流行病学调查显示,25~64 岁人群中糖尿病患病率为 2.28%。2010 年中国疾病预防控制中心(CDC)和中华医学会内分泌学分会的流行病学调查显示,我国 18 岁及 18 岁以上人群中糖尿病患病率为 9.7%。2013 年我国慢性病及其危险因素监测显示,18 岁及以上人群糖尿病患病率为 10.4%。我国糖尿病主要以 2 型糖尿病为主,1 型糖尿病及其他类型糖尿病少见;且未诊断糖尿病比例较高(2013 年全国调查中,未诊断的糖尿病患者占总数的 63%)。2019 年国际糖尿病联盟(IDF)官网发布的最新全球糖尿病地图(第 9 版)示,2019 年全球约 4.63 亿 20~79 岁成人糖尿病(11 个人中有 1 个为糖尿病者),而中国是全世界糖尿病患者数量最多的国家,约有 1.164 亿。

2. 甲状腺疾病 甲状腺功能减退症或甲状腺功能亢进症也是常见的内分泌代谢疾病。甲状腺功能亢进症患病率受调查人群的年龄、性别、种族等因素影响而存在差异,甲状腺功能亢进症类型中以 Graves 病最为常见。我国尚缺乏全国性调查资料,2010 年我国 10 个城市甲状腺疾病患病率调查,以 TSH<0.27mIU/L 为诊断切点,甲状腺功能亢进症、亚临床甲状腺功能亢进症和 Graves 病患病率分别为 0.89%、0.72% 和 0.61%。甲状腺功能减退症的患病率与 TSH 诊断切点值、年龄、性别、种族等因素有关。亚临床甲减患病率高于临床甲减。美国国家健康与营养状况调查(1988—1994 年)以年龄 >12 岁的普通人群为调查对象,以 TSH>4.5mIU/L 为诊断切点,临床甲状腺功能减退症患病率为 0.3%,亚临床甲状腺功能减退症的患病率为 4.3%。根据 2010 年我国十城市甲状腺疾病患病率调查,TSH 正常上限为 4.2mIU/L,甲状腺功能减退症的患病率为 17.8%,其中临床甲状腺功能减退症患病率为 1.1%,亚临床甲状腺功能减退症患病率为 16.7%;且女性患病率高于男性,并随年龄增长甲状腺功能减退症的患病率升高。

3. 骨质疏松症 随着人口老龄化日趋严重,骨质疏松症已成为我国面临的重要公共健康问题。2003—2006 年的全国流行病学调查显示,我国 50 岁以上人群骨质疏松症患病率女性为 20.7%,男性为 14.4%;60 岁以上人群骨质疏松症患病率明显增高。据估算 2006 年我国骨质疏松症患者近 7 000 万,骨量减少者已超过 2 亿人。2017 版《原发性骨质疏松症诊疗指南》显示目前我国 60 岁以上人口已超过 2.1 亿(约占总人口的 15.5%),65 岁以上人口近 1.4 亿

（约占总人口的 10.1%），是世界上老年人口绝对数最大的国家。骨质疏松症的严重后果是骨质疏松性骨折（或称脆性骨折）。骨质疏松性骨折的常见部位是椎体、髋部、前臂远端、肱骨近端和骨盆等。其中最常见的是椎体骨折，而髋部骨折是最严重的骨质疏松性骨折。Lei Si 等研究数据显示，2015 年我国主要骨质疏松性骨折（腕部、椎体和髋部）约为 269 万例次，预计 2035 年约达 483 万例次，到 2050 年约达 599 万例次。女性一生发生骨质疏松性骨折的危险性（40%）高于乳腺癌、子宫内膜癌和卵巢癌的总和，男性一生发生骨质疏松性骨折的危险性（13%）高于前列腺癌。

4. 高尿酸血症和痛风　患病率在世界范围内呈现上升趋势，成为亟待解决的公共健康问题。2000—2014 年的流行病学研究进行的汇总分析显示，中国大陆高尿酸血症的总体患病率为 13.3%，痛风为 1.1%；表明高尿酸血症和痛风已成为继糖尿病之后又一常见代谢性疾病。

第二节　内分泌代谢疾病的病因与特点

一、内分泌代谢疾病的病因

根据病因，内分泌代谢疾病可以分为以下几种：激素生成过多、激素生成不足、激素作用障碍，以及其他如医源性的内分泌异常。其中激素生成过多通常是由于激素生成细胞总量增加或者调节激素异常所引起；激素生成不足可由于自身免疫损伤引起，也可由其他肿瘤压迫内分泌腺、炎症破坏以及手术等引起；激素作用障碍通常是由于激素本身的缺陷（如各种基因表达失调），或由于组织对正常激素的反应发生改变所引起的。如糖尿病可由于胰岛素分泌不足引起，也可由于胰岛素信号途径调节紊乱产生肝脏、肌肉和脂肪组织胰岛素抵抗引起。医源性的内分泌异常包括医源性库欣综合征等。

二、内分泌代谢疾病的特点

内分泌代谢疾病的核心是激素及其作用。激素本身的效应、激素与激素之间的相互影响、激素与其他系统的调节共同维持机体各器官组织的生理功能。激素的作用特点如下①激素的剂量效应：合适的激素剂量可维持机体器官组织正常的生理功能，但若激素剂量不足或过量均可能导致疾病。如甲状腺激素分泌不足可致甲状腺功能减退症，而甲状腺激素分泌过多则致甲状腺功能亢进症。②激素的受体效应：激素需依赖于正常的特异性受体才能发挥作用，因此如果激素受体缺陷可能使激素的剂量效应发生异常。由于胰岛素受体数减少、受体与胰岛素结合力下降以及胰岛素抵抗等原因，致使胰岛素不能正常发挥生理效应。虽然胰岛素的量正常或偏高,但仍不能满足维持正常代谢的需要,发生胰岛素相对不足,使血糖升高。③激素的累积效应:激素作用于靶组织具有时间累积效应,一旦激素作用的平衡被打破,其对靶组织的影响会持续存在,在累积损害的早期进行干预或可有效逆转病损。④激素的多重效应:一方面,同一个激素可作用于不同的靶组织而产生效应,这种效应可随靶组织的不同或者同一靶组织的不同发育阶段而发生改变;另一方面,同一靶组织也可能受不同激素的调节,这种调节可以是协同作用,或是拮抗作用,或是相对独立互不影响。如胰岛素、生长激素、甲状腺激素等分泌或作用异常也可致血糖异常。

在生理条件下,内分泌腺分泌的激素常处于相对的动态平衡中,其具有脉冲式分泌以及周期性和节律性的特点,且可随生理需要而波动。下丘脑-垂体-靶腺轴是神经内分泌系统的重要部分,激素的分泌受该内分泌轴的调节。反馈是激素调节的重要方式之一,如血液中糖皮质激素浓度增高时可反馈性抑制下丘脑促肾上腺皮质激素释放激素和垂体促肾上腺皮质激素的分泌,导致肾上腺糖皮质激素的分泌减少。因此调节环路中任一环节发生障碍,都将破坏这一轴系激素分泌水平的稳态。

第三节 内分泌代谢疾病治疗

内分泌代谢疾病的治疗目的是去除病因,解除激素过多或过少所引起的临床表现,但是目前病因明确的内分泌代谢疾病并不多,或者病因已经明确但是病变却不可恢复。随着对内分泌代谢疾病的研究不断深入,防治部分内分泌代谢疾病已经成为可能。

一、内分泌腺功能减退的治疗

内分泌腺功能减退的病因主要有发育异常、激素合成所需酶的缺陷、激素基因缺陷、激素作用障碍、肿瘤或手术等。其中许多病因无法去除,因此功能减退也无法恢复。对于功能减退类,常见的治疗方案如下:

(一)激素替代治疗

对于病因不能根除的内分泌腺功能减退的患者可采取激素替代治疗(hormone replacement therapy,HRT),HRT是根据机体所缺乏的激素而补充生理剂量的相同激素。如1型糖尿病用胰岛素治疗,甲状腺功能减退者补充甲状腺激素,肾上腺皮质功能减退者补充皮质醇等。应当注意的是,有些激素如糖皮质激素的所需量随体内外环境变化而变化,正常非应激情况下,氢化可的松的分泌量为10~20mg/d,但在应激情况下糖皮质激素的分泌增加,可达正常剂量的 10 倍以使机体适应内外环境变化所产生的强烈刺激,因此在应激状况下应增加糖皮质激素的剂量否则可引发肾上腺皮质危象。此外,激素替代治疗时应尽量模拟生理节律给药,糖皮质激素建议晨服。

（二）药物治疗

利用化学药物刺激某种激素的分泌或增强其作用,以达到控制内分泌症状的目的。如磺酰脲类通过刺激胰岛 B 细胞分泌胰岛素,而双胍类和胰岛素增敏剂通过增强机体对胰岛素的敏感性来治疗糖尿病。

（三）内分泌腺组织移植

内分泌腺功能减退可通过移植同种器官、组织或细胞提供身体的需要,达到治疗目的。如用全胰腺或部分胰腺、胰岛或胰岛细胞移植治疗 1 型糖尿病,将甲状旁腺组织移植治疗甲状旁腺功能减退症和多发性内分泌肿瘤综合征等。

二、内分泌腺功能亢进的治疗

内分泌腺功能亢进的治疗目的是使激素分泌减少,缓解或消除激素分泌过多。常见的治疗方法如下:

（一）手术治疗

手术切除有功能的内分泌腺肿瘤或非肿瘤的增生组织,如 Graves 病、库欣综合征、甲状旁腺腺瘤病等。内分泌腺肿瘤手术前必须对肿瘤作出精确的定位,手术治疗可使某些内分泌腺功能亢进症得到治愈,但也可能发生并发症,因此应慎重选择。

（二）药物治疗

药物治疗可抑制或减少激素的合成和释放,如硫脲类和咪唑类药物通过抑制甲状腺碘的氧化和有机结合,减少甲状腺激素的合成,从而治疗甲状腺功能亢进症;碘剂治疗甲状腺功能亢进症危象;肾上腺素受体拮抗剂普萘洛尔可缓解甲状腺激素过多引起的肾上腺素受体活性增强;酚妥拉明和酚苄明可选择性阻断肾上腺素受体,拮抗儿茶酚胺效果,从而可用于治疗嗜铬细胞瘤所致的高血压。

（三）核素治疗和放射治疗

利用某些内分泌腺有浓聚某种化学元素的功能,故可用核素治疗。核素是通过释放出射线以破坏组织,从而达到治疗的目的,常用以治疗内分泌恶性肿瘤、良性肿瘤和非肿瘤性内分泌腺功能亢进性疾病。如用 ^{131}I 治疗 Graves 病;用 ^{131}I 标记的胆固醇可治疗肾上腺皮质肿瘤。X 线、直线回旋加速器和伽马刀等可用于内分泌腺恶性肿瘤而又不能耐受手术或有远处转移者;或在恶性肿瘤手术后作为辅助治疗。对于一些良性肿瘤如生长激素腺瘤,在手术切除后也可用放射治疗以根除可能残存的肿瘤组织。

三、糖皮质激素的临床应用

人体生理性糖皮质激素主要是由肾上腺皮质束状带细胞合成和分泌的皮质醇。临床常用的糖皮质激素制剂包括与皮质醇结构相同的氢化可的松,以及人工合成的泼尼松、泼尼松龙、甲泼尼龙、地塞米松等。每种制剂结构各不相同,作用强度、作用时间和临床应用各有差异。

由于药理剂量糖皮质激素具有显著抗炎、抗过敏和免疫抑制等作用,已广泛应用于临床。常用于内分泌系统疾病的治疗及诊断,如肾上腺皮质功能减退症、先天性肾上腺皮质增生症、黏液性水肿、甲状腺功能亢进症等。糖皮质激素除用于治疗内分泌系统疾病外,还被广泛应用于临床各科室,如呼吸系统疾病、肾脏病变、消化系统疾病等。

第四节 内分泌代谢疾病处方审核常见问题及处理

根据《医疗机构处方审核规范》(国卫办医发〔2018〕14 号)、《医院处方点评管理规范(试行)》、《北京市医疗机构处方专项点评指南(试行)》等文件为指导原则,常见内分泌代谢疾病的处方审核常见的问题及其处理如下:

一、适应证不适宜

处方用药与临床诊断不符。例如,医生为高血压患者开具了降糖药物,但处方诊断遗漏了糖尿病的诊断。又如,医生为 1 型糖尿病患者开具糖皮质激素,虽然糖皮质激素有抑制自身免疫的药理作用,但并不适用于所有自身免疫疾病(如 1 型糖尿病患者)的治疗,糖皮质激素反而会升高血糖,1 型糖尿病患者应使用降糖药物。对于适应证不适宜的处方,建议修正处方诊断或停用不合理药物。

二、用法、用量不适宜

用法、用量不适宜指处方剂量、用法不正确,单次处方的总量不符合规定。如长效甘精胰岛素每日 3 次皮下注射(长效胰岛素作用时间可持续长达 24 小时,只需每日一次皮下注射即可),晚上服用糖皮质激素(糖皮质激素的分泌具有昼夜节律性,建议早晨服用,以减少对下丘脑 - 垂体 - 肾上腺轴的抑制作用)、二甲双胍片口服剂量 3g/d(二甲双胍最大推荐剂量为 2 550mg/d)等。对于用法、用量不适宜的处方,建议临床根据药品说明书,患者的病情、年龄、体重、肝肾功能调整剂量,或修改给药方法,或修改给药疗程。

三、剂型与给药途径不适宜

剂型与给药途径不适宜是指未根据患者病情需要开具合适的药物剂型或给药途径未按照说明书用法给药。例如鼻炎用喷鼻剂开成哮喘用粉吸入剂、滴眼剂开成滴耳剂、儿童患者肌内注射甲泼尼龙琥珀酸钠（甲泼尼龙琥珀酸钠含有苯甲醇，禁止儿童肌内注射）、应全身给药的给予局部给药（如肾上腺皮质功能不全患者仅外用糖皮质激素）等。对于剂型或给药途径不适宜的处方，建议选择合适的药物剂型和给药途径。

四、联合用药不适宜

联合用药不适宜指两种或两种以上药物联用时有重复给药或相互作用的情况，需审核包括西药、中成药、中成药与西药、中成药与中药饮片之间是否存在重复用药和临床意义的相互作用。如消渴丸与磺脲类药物（如格列吡嗪）联用，因消渴丸为中西药复方制剂，其降糖有效成分为格列本脲，与格列吡嗪均为磺酰脲类降糖药，两者联用属重复用药。瑞格列奈和吉非罗齐联用可使瑞格列奈降血糖作用增强，低血糖风险增加，应禁止两药联用。糖皮质激素与强心苷联用能增加洋地黄毒性及心律失常的发生。对于联合用药不适宜的处方，建议停用可影响其他主要治疗药物的药物，或改用与处方其他药物无相互作用的药物。如两者必须联用，建议临床密切监测疗效和不良反应。

五、存在配伍禁忌

存在配伍禁忌是指两种或两种以上药物联合使用时发生的可见或不可见的物理或化学变化，如出现沉淀或变色，导致药物疗效降低。如地塞米松与甘露醇、地塞米松与葡萄糖酸钙、地塞米松与头孢呋辛之间存在配伍禁忌，应分瓶滴注。

六、遴选药品不适宜

遴选药品不适宜包括选用的药物对老年人、儿童、妊娠期及哺乳期妇女等特殊人群，以及肝、肾功能不全的某些患者存在安全隐患或使用禁忌等情况。还需审核患者用药是否有食物及药物过敏史禁忌证、诊断禁忌证、疾病史禁忌与性别禁忌证。如诊断为心力衰竭（心功能分级Ⅲ级）的患者使用罗格列酮降糖、磺胺类药物过敏的患者选用格列美脲、妊娠糖尿病患者选用瑞格列奈、男性患者使用雷洛昔芬片治疗骨质疏松等。此外，未根据疾病和各种糖皮质激素的特点选用糖皮质激素品种也属于遴选药品不适宜。如需要长期用药的自身免疫性疾病选用长效糖皮质激素（如地塞米松）等。对于遴选药品不适宜的处方,建议停用不适宜的药品,更换更安全、合适的药物。

七、溶媒选择不适宜

溶媒选择不适宜包括溶媒的选择、用法、用量不适宜,静脉输注的药品给药速度不适宜。如 100mg 氢化可的松用 100ml 生理盐水溶解(氢化可的松用前需加 25 倍 0.9% 氯化钠注射液或 5% 葡萄糖注射液 500ml 稀释后静脉滴注)。

八、合并问题

即存在以上多种问题的处方,对于合并问题的处方,建议临床根据处方的具体情况进行修正。

(伍俊妍　赵文霞)

参考文献

[1] 中华医学会糖尿病学分会 . 中国 2 型糖尿病防治指南 (2017 年版). 中华糖尿病杂志 , 2018, 10 (1): 4-67.

[2] 中华医学会 , 中华医学会杂志社 , 中华医学会全科医学分会 , 等 . 甲状腺功能亢进症基层诊疗指南 (2019 年). 中华全科医师杂志 , 2019, 18 (12): 1118-1128.

[3] 中华医学会内分泌学分会 . 成人甲状腺功能减退症诊治指南 . 中华内分泌代谢杂志 , 2017, 33 (2): 167-180.

[4] 中华医学会骨质疏松和骨矿盐疾病分会 . 原发性骨质疏松症诊疗指南 (2017). 中华骨质疏松和骨矿盐疾病杂志 , 2017, 10 (5): 413-443.

[5] 中华医学会内分泌学分会 . 中国高尿酸血症与痛风诊治指南 (2019). 中华内分泌代谢杂志 , 2020, 36 (1): 1-13.

[6] 母义明 , 郭代红 , 彭永德 , 等 . 临床药物治疗学 : 内分泌代谢疾病 . 北京 : 人民卫生出版社 , 2017.

[7] 陈灏珠 , 林果为 , 王吉耀 . 实用内科学 . 14 版 . 北京 : 人民卫生出版社 , 2013.

第二章

糖尿病处方审核案例详解

第一节　糖尿病概述

一、糖尿病的定义

糖尿病（diabetes mellitus，DM）是一组常见的以葡萄糖和脂肪代谢紊乱、血浆葡萄糖水平增高为特征的内分泌代谢疾病。其显著的病理生理学特征为胰岛素调控葡萄糖代谢能力的下降（胰岛素抵抗），伴随胰岛 B 细胞功能缺陷所导致的胰岛素分泌减少（或相对减少），可引起糖、脂肪、蛋白质、水及电解质等的代谢紊乱。

糖尿病可引起多种并发症，如糖尿病酮症酸中毒（diabetic ketoacidosis，DKA）、高血糖高渗状态（hyperglycemic hyperosmolar status，HHS）和乳酸性酸中毒（lactic acidosis）等急性并发症。慢性并发症则有心脑血管病变、神经病变、视网膜病变及糖尿病肾病等，成为糖尿病致残、致死的主要原因，危害极大。

二、糖尿病的诊断与分型

诊断糖尿病需先确定是否患有糖尿病，然后再根据病史、体格检查、实验室检查、症状表现等进行糖尿病分类，并检查是否有并发症、合并症及伴发疾病。糖尿病的临床诊断应依据静脉血浆血糖，而非毛细血管血糖检测结果。目前国际通用的诊断标准和分类是 WHO（1999 年）标准。糖代谢状态分类标准、糖尿病诊断标准和糖尿病病因学分型依次见表 2-1、表 2-2 和表 2-3。

表 2-1 糖代谢状态分类标准（WHO 1999）

糖代谢分类	静脉血浆葡萄糖 /（mmol/L）	
	空腹血糖	糖负荷后 2h 血糖
正常血糖	<6.1	<7.8
空腹血糖受损（IFG）	≥ 6.1,<7.0	<7.8
糖耐量异常（IGT）	<7.0	≥ 7.8,<11.1
糖尿病	≥ 7.0	≥ 11.1

注:IFG 和 IGT 统称为糖调节受损,也称糖尿病前期。

表 2-2 糖尿病诊断标准（WHO 1999）

诊断标准		静脉血浆葡萄糖 /（mmol/L）
1.典型糖尿病症状(烦渴多饮、多尿、多食、不明原因的体重下降)加上随机血糖	或	≥ 11.1
2.空腹血糖	或	≥ 7.0
3.葡萄糖负荷后 2 小时血糖无典型糖尿病症状者,需改日复查确认		≥ 11.1

注:空腹状态指至少 8 小时没有进食热量;随机血糖指不考虑上次用餐时间,一天中任意时间的血糖,不能用来诊断空腹血糖异常或糖耐量异常。

表 2-3 糖尿病病因学分型（WHO 1999）

1 型糖尿病
(1)免疫介导性
(2)特发性
2 型糖尿病
特殊类型糖尿病
(1)胰岛 B 细胞功能遗传性缺陷
(2)胰岛素作用遗传性缺陷
(3)胰腺外分泌疾病
(4)内分泌疾病
(5)药物或化学品所致的糖尿病
(6)感染
(7)不常见的免疫介导性糖尿病
(8)其他与糖尿病相关的遗传综合征
妊娠糖尿病

三、1 型糖尿病与 2 型糖尿病的临床特点

血糖水平不能区分 1 型还是 2 型糖尿病。即使是被视为 1 型糖尿病典型特征的糖尿病酮症酸中毒(DKA)在 2 型糖尿病也会出现,在患者起病初期进行分类有时的确很困难。在病理生理学特征方面,1 型糖尿病主要由于胰岛 B 细胞损坏而导致胰岛素分泌显著下降或缺失;2 型糖尿病则是胰岛素抵抗和胰岛素分泌相对减少,两者主要的鉴别点见表 2-4。

表 2-4　1 型糖尿病与 2 型糖尿病的鉴别点

	1 型糖尿病	2 型糖尿病
起病年龄	小儿及青少年	中老年,偶见于幼儿
起病方式	多急剧	缓慢而隐匿
"三多一少"症状	较为典型	不典型,症状不明显
胰岛素及 C 肽释放试验	低下或缺乏	不足或峰值延后
胰岛素治疗及反应	依赖胰岛素治疗,对胰岛素敏感,骤停易出现酮症酸中毒,危及生命	不依赖胰岛素治疗,对胰岛素抵抗。早期单用口服降糖药,一般可控制血糖
胰岛 B 细胞自身抗体	呈阳性,胰岛细胞自身抗体(ICA)、胰岛素自身抗体(IAA)、谷氨酸脱羧酶(GAD65)等	ICA 常呈阴性

四、糖尿病综合控制目标

糖尿病的治疗是一个系统工程,糖尿病综合控制目标的原则是个体化,应视患者的年龄、病程、合并症、并发症、预期寿命等进行综合考虑(表 2-5)。目的治疗未能达标不应该视为治疗失败,控制指标的任何改善对患者都将有益。

表 2-5　糖尿病综合控制目标

指标	目标值
血糖 /(mmol/L)[a]	
空腹	4.4~7.0
非空腹	<10.0
糖化血红蛋白 /%	<7.0
血压 /(kPa)	<17.3/10.7(130/80mmHg)
总胆固醇 /(mmol/L)	<4.5

续表

指标	目标值
高密度脂蛋白胆固醇 /（mmol/L）	
男性	>1.0
女性	>1.3
甘油三酯 /（mmol/L）	<1.7
低密度脂蛋白胆固醇 /（mmol/L）	
未合并动脉粥样硬化性心血管疾病	<2.6
合并动脉粥样硬化性心血管疾病	<1.8
体重指数 /（kg/m^2）	<24.0

注：a. 毛细血管血糖。

五、糖尿病高血糖治疗路径

糖尿病是一种进展性的疾病，随着病程不断的进展，血糖有逐渐升高的趋势，控制高血糖的治疗强度也应随之加强。我国糖尿病患者以 2 型糖尿病居多，约占发病人数的 95%，1 型糖尿病必须依赖胰岛素治疗，而 2 型糖尿病则常需要多种手段的联合治疗，见图 2-1。

（一）生活方式干预

是控制 2 型糖尿病高血糖的基础治疗措施，应贯穿于糖尿病治疗的始终。如控制饮食、戒烟限酒、规律作息、适当运动、维持健康体重等。

（二）单药治疗

当单纯生活方式干预不能使血糖控制达标时，应开始单药治疗，2 型糖尿病药物治疗的首选是二甲双胍。若无禁忌证，二甲双胍应长期保留在糖尿病的治疗方案中。不适合二甲双胍治疗者可选择 α- 糖苷酶抑制剂或胰岛素促泌剂。

（三）二联或三联药物治疗

如单独使用二甲双胍治疗血糖仍未达标，则可进行二联降糖药物治疗，在二甲双胍基础上加用一种不同作用机制的降糖药物，包括胰岛素促泌剂、α- 糖苷酶抑制剂、二肽基肽酶 4（DPP-4）抑制剂、噻唑烷二酮类（TZD）、钠 - 葡萄糖协同转运蛋白 2（SGLT-2）抑制剂、胰岛素或胰高血糖素样肽 -1（GLP-1）受体激动剂等。上述不同机制的降糖药物也可以进行三种药物联合使用。

（四）多次胰岛素治疗

如三联药物治疗血糖仍不能达标，则应将治疗方案调整为多次胰岛素治疗（基础胰岛素＋餐时胰岛素或每日多次预混胰岛素）。采用多次胰岛素治疗时原则上应停用胰岛素促泌剂。

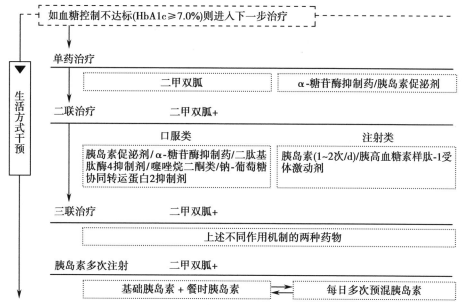

注：HbA1c为糖化血红蛋白；二甲双胍为单药治疗的首选，在胰岛素多次注射时，肥胖患者可加用二甲双胍；本图是根据药物疗效和安全性、卫生经济学等方面的临床证据及我国国情等因素权衡考虑后推荐的主要药物治疗路径。

图 2-1　2 型糖尿病高血糖治疗简易路径

第二节　糖尿病的药物治疗

糖尿病的药物治疗多基于导致人类血糖升高的两大病理生理学改变——胰岛素抵抗和胰岛素分泌受损。高血糖药物治疗包括口服降糖药及注射降糖药（胰岛素、GLP-1 受体激动剂）两大类，1 型糖尿病必须使用胰岛素治疗，2 型糖尿病则应根据疾病的不同阶段病情、合并症及并发症等情况，选择不同药物，下面分述各类降糖药物。

一、口服降糖药

根据作用机制不同，口服降糖药主要包括以下几类①双胍类：如二甲双胍；②磺酰脲类：如格列美脲、格列齐特、格列喹酮、格列本脲、格列吡嗪等；③格列奈类：如瑞格列奈、那格列奈、米格列奈；④噻唑烷二酮类：如罗格列酮、吡格列酮；⑤α- 葡萄糖苷酶抑制药，如阿卡波糖、伏格列波糖、米格列醇；⑥二肽基肽酶 4 抑制剂（DPP-4 抑制剂）：如西格列汀、维格列汀、沙格列汀、利格列汀、阿格列汀；⑦钠 - 葡萄糖协同转运蛋白 2 抑制剂（SGLT-2 抑制剂）：如恩格列净、达格列净、卡格列净。进行治疗时应综合考虑药物的降糖效果、安全性、耐受性、不良反应、依从性、药物相互作用、患者胰岛功能、对心血管的影响、药物经济学等方面，权衡利弊选用合适的药物。

（一）双胍类药物（二甲双胍）

1. 作用机制及药效评价　主要药理作用是通过减少肝脏葡萄糖的输出和改善外周胰岛素抵抗而降低血糖。二甲双胍是目前唯一一个既能兼顾多个疗效，又能兼顾费用及安全性的降糖药物，几乎各个糖尿病诊治指南均推荐二甲双胍作为 2 型糖尿病治疗的一线用药和药物联合中的基本用药。对临床试验的系统评价显示，二甲双胍可使 HbA1c 下降 1.0%~1.5%（去除安慰剂效应后），并可减轻体重。英国前瞻性糖尿病研究（UKPDS）结果证明，二甲双胍还可减少肥胖的 2 型糖尿病患者心血管事件和死亡。

2. 用法、用量　二甲双胍餐时服用，遵循"小剂量开始，逐渐加量"的剂量调整原则，初始剂量为 500mg/d，每日 1~2 次，每 1~3 周增加 500mg，2~3 次 /d，最佳有效剂量为 2 000mg/d，最大剂量为 2 550mg/d。具体方案应根据患者实际情况进行个体化治疗。

3. 不良反应

（1）消化系统不良反应：主要有恶心、呕吐、胃胀、腹泻、消化不良等消化道反应，常发生于用药早期，上述胃肠道不适症状随治疗时间延长可基本消失。从小剂量开始并逐渐加量是减少其消化系统不良反应的有效方法。

（2）皮肤过敏反应。

（3）乳酸性酸中毒：表现为呕吐、腹痛、过度换气、意识障碍，为最严重的不良反应，但十分罕见，避免在严重肾功能不全、任何形式的酸中毒、严重缺氧者、充血性心力衰竭患者中使用。

（4）单独用药极少引起低血糖，但长时间剧烈运动后可发生低血糖，与胰岛素或胰岛素促泌剂联合使用时可增加低血糖发生的风险。

（5）长期应用可使维生素 B_{12} 缺乏。

4. 禁忌证

（1）对本品过敏者禁用。

（2）肾功能不全［血肌酐水平］：男性 >132.6μmol/L（1.5mg/dl），女性 >123.8μmol/L（1.4mg/dl）或预估肾小球滤过率（eGFR）<45ml/（min·1.73m^2）；肝功能不全、肺功能不全、心力衰竭、急性心肌梗死、严重感染和外伤、缺氧或接受大手术的患者禁用。

（3）急慢性代谢性酸中毒者，如有或无昏迷的糖尿病酮症酸中毒者禁用。

（4）酗酒者、维生素 B_{12} 或叶酸缺乏未纠正者禁用。

（5）急性和不稳定型心力衰竭患者禁用。

5. 使用注意事项

（1）老年患者慎用，使用时需要检测肾功能，患者 eGFR ≥ 60ml/（min·$1.73m^2$）者，无须调整剂量，eGFR 在 45~59ml/（min·$1.73m^2$）者，适当减少剂量，eGFR<45ml/（min·$1.73m^2$）者禁用。

（2）对于儿童和青少年患者，小于 10 岁的儿童不推荐使用，10 岁及 10 岁以上的 2 型糖尿病儿童或青少年可使用，但剂量不超过 2 000mg/d。

（3）不建议妊娠患者使用。

（4）肾功能不全者使用剂量参照老年人群。

（5）肝功能不全者慎用，若血清转氨酶超过正常值上限 3 倍时避免使用二甲双胍，轻度升高时可使用，但要监测肝功能。

（6）碘剂 X 线摄影检查时，对于 eGFR>60ml/（min·$1.73m^2$）的患者，检查前停用二甲双胍；eGFR 在 45~60ml/（min·$1.73m^2$）的患者，检查前 48 小时必须停止使用二甲双胍；所有患者在检查完成至少 48 小时后且在再次检查肾功能无恶化的情况下才可恢复使用。

（7）在使用常规、脊髓或硬膜外麻醉的择期手术前 48 小时必须停止服用二甲双胍，术后至少 48 小时或恢复进食并且复查肾功能正常后才能重新治疗。

6. 药物联用　单药使用二甲双胍治疗 2 型糖尿病（T2DM）降糖效果不佳时，可与其他任何抗糖尿病药物联合应用，以进一步控制血糖。需注意的是单独使用二甲双胍不导致低血糖，但二甲双胍与胰岛素或胰岛素促泌剂联合使用时可增加低血糖发生的风险。二甲双胍与其他降糖药物联用的临床疗效，见表 2-6。

（二）磺酰脲类药物

1. 作用机制及药效评价　磺酰脲类药物属于胰岛素促泌剂，是通过刺激胰岛 B 细胞分泌胰岛素，增加体内的胰岛素水平而降低血糖。其降血糖作用有赖于尚存的相当数量（30% 以上）有功能的胰岛 B 细胞组织。磺酰脲类药物可使 HbA1c 降低 1.0%~1.5%（去除安慰剂效应后）。前瞻性、随机分组的临床研究结果显示，磺酰脲类药物的使用与糖尿病微血管病变和大血管病变发生的风险下降相关。

表 2-6　二甲双胍与其他降糖药物联用的临床疗效

药物	临床疗效
磺酰脲类	二甲双胍可改善胰岛素抵抗,减少肝糖输出;磺酰脲类药物可促进胰岛素分泌,两类药物联合,作用机制互补,联合应用能显著降低空腹血糖和 HbA1c 水平,与单用磺酰脲类药物对比,低血糖风险低。该联合方案更适合于年轻、初诊 HbA1c 较高、胰岛功能较好的非肥胖 T2DM 患者
α- 葡萄糖苷酶抑制药	联合使用可兼顾空腹血糖和餐后血糖,减少血糖波动,减轻患者体重,但可能增加胃肠道不良反应。该联合方案尤其适用于餐后血糖控制差、血糖波动较大以及超重或肥胖的 T2DM 患者
格列奈类	两药联用具有协同作用,联用更有效降低空腹血糖和 HbA1c 水平,控制餐后血糖。相较于联合磺酰脲类药物,降糖强度相当,但低血糖发生的风险更小。该联合方案较适用于饮食不规律、餐后血糖高以及肾功能受损的 T2DM 患者
噻唑烷二酮类	联合使用可更好地降低 HbA1c,显著改善胰岛素抵抗和胰岛功能,但不良反应(体重增加、LDL-C 升高)高于单用二甲双胍,适用于胰岛素抵抗严重者
DPP-4 抑制剂	可针对 T2DM 不同的病理生理缺陷,发挥机制互补、协同增效的降糖作用。联用后可有效改善血糖水平且耐受性良好。若患者无禁忌证或不耐受,建议在二甲双胍单药足量治疗 3 个月疗效不佳时,可考虑开始联合 DPP-4 抑制剂治疗
SGLT-2 抑制剂	二甲双胍单药控制不佳的 T2DM 患者加用 SGLT-2 抑制剂可进一步改善血糖,显著减轻体重及改善血压。T2DM 合并心血管疾病或心血管危险因素的人群采用该联合方案获益更多
GLP-1 受体激动剂	可改善胰岛素抵抗和胰岛 B 细胞功能,可进一步降低空腹血糖和 HbA1c 水平,提高血糖达标率,同时可降低体重、收缩压和低血糖发生风险
胰岛素	可进一步降低 HbA1c 水平,减少胰岛素用量、体重增加和低血糖风险,联合使用还可能与心血管疾病和肿瘤风险下降相关

2. 用法、用量　第二代磺酰脲类药物不良反应较小,可提供更好的预期疗效。目前在国内临床应用较为常见的磺酰脲类药物有格列本脲、格列吡嗪、格列齐特、格列喹酮和格列美脲,其中以格列本脲的降糖作用最强。①格列喹酮、格列吡嗪普通剂型属于短效制剂,作用时间较短;格列美脲、格列吡嗪控释片、格列齐特、格列齐特缓释片、格列本脲均为中、长效制剂,作用时间较长。以餐后血糖升高为主的患者,宜选择短效制剂;以空腹血糖升高为主的患者或空腹、餐后血糖均高者,宜选择中、长效制剂。②服用磺酰脲类药物时宜从小剂量开始,根据血糖监测结果逐渐调整用量,通常每 1~2 周调整 1 次。任何一

种磺酰脲类药物的每日用量不应超过其最大剂量。目前常用的磺酰脲类药物的作用特点和用法、用量见表2-7。

表2-7　常用的磺酰脲类药物的作用特点和用法、用量

药物	达峰时间/h	半衰期/h	剂量范围/(mg/d)	常用剂量/(mg/d)	使用方法
格列喹酮	2~3	1.5	15~120	90	日剂量30mg以内者可于早餐前1次服用。大于此剂量者可酌情分为早、晚或早、中、晚分次服用
格列吡嗪	1~3	2~4	2.5~25	15	三餐前30分钟服用
格列美脲	2~3	5~8	1~6	2~4	每日1次,顿服,建议早餐前服用
格列吡嗪控释片	给药数天后稳定	2~5	2.5~20	10	早餐前30分钟服用
格列齐特	11~14	20	80~320	160	每日1~2次,早、晚餐前30分钟服用
格列齐特缓释片	6~20	12~20	30~120	60	每日1次,早餐前服用
格列本脲	1~4	10	1.25~15	7.5	早餐前1次,或早餐及午餐前各1次,或三餐前各1次

3. 不良反应

(1)低血糖反应:最常见而重要,常在夜间、空腹或餐后4~6小时发生,与过量服用、体力活动增加、乙醇摄入或肝肾功能不全有关,老年患者多见。

(2)体重增加。

(3)皮肤过敏反应:皮疹、皮肤瘙痒、红斑、剥脱性皮炎等。

(4)消化系统:上腹不适、食欲减退等。

(5)血液系统:白细胞、粒细胞减少,贫血等。

4. 禁忌证

(1)1型糖尿病、糖尿病急性并发症、有严重并发症或胰岛B细胞功能很差的2型糖尿病、儿童糖尿病、妊娠期妇女、哺乳期妇女、大手术围手术期、严重应激状态(严重创伤、感染)等禁用。

(2)严重肝、肾功能不全者禁用。

(3)对磺酰脲类药物过敏者禁用。

5. 使用注意事项

(1)老年患者使用该药应着重考虑其低血糖风险,格列吡嗪、格列齐特和格列喹酮作用温和,较适用于老年人。

(2)轻度肾功能减退时各种药物仍可使用,中度肾功能减退时宜使用格列喹酮,重度肾功能减退时格列喹酮也不宜使用。

(3)应避免两种磺酰脲类药物同时使用,也不宜与其他胰岛素促泌剂(如格列奈类)合用。

(三) 格列奈类药物

1. 作用机制及药效评价　为非磺酰脲类的胰岛素促泌剂,其主要通过刺激胰岛素的早时相分泌而降低餐后血糖,具有吸收快、起效快和作用时间短的特点,被称为餐时血糖调节剂。格列奈类药物可将 HbA1c 降低 0.5%~1.5%,可单独使用或与其他降糖药联合应用(不建议与磺酰脲类胰岛素促泌剂联合使用)。

2. 用法、用量　我国上市的有瑞格列奈、那格列奈和米格列奈,尤其适用于新诊断的非肥胖 2 型糖尿病患者,对餐后血糖增高者更加适合。瑞格列奈用于新诊断或 HbA1c<8% 的 2 型糖尿病患者时,剂量建议为每餐 0.5mg,HbA1c>8% 时每餐 1~2mg。瑞格列奈 92% 经大便、胆汁途径排出,不因肾功能不全而引起药物蓄积,是 2 型糖尿病并发肾功能不全患者的首选用药。那格列奈可引起餐后胰岛素快速分泌,起效快于瑞格列奈,每次 60~120mg。以上两种药均可在肾功能不全患者中使用,此类药物需在餐前即刻服用。常用的格列奈类药物的作用特点和用法、用量见表 2-8。

表 2-8　常用的格列奈类药物的作用特点和用法、用量

药物	每片剂量 /mg	剂量范围 /(mg/d)	作用时间 /h	每日服药次数	服药时间
瑞格列奈	0.5、1、2	1~16	4~6	1~3	餐前 0~30 分钟
那格列奈	30、60、120	120~360	1.3	1~3	餐前 15 分钟内
米格列奈钙片	5、10	30~60	0.23~0.28	3	餐前 5 分钟内

3. 不良反应　瑞格列奈不良反应包括低血糖、体重增加和高胰岛素血症,但低血糖的风险和程度较磺酰脲类轻。那格列奈低血糖、皮肤瘙痒、皮疹、荨麻疹少见,极少患者出现肝酶增高,程度较轻,常为一过性。

4. 禁忌证

(1)1 型糖尿病、有严重并发症或 B 细胞功能很差的 2 型糖尿病、儿童糖尿病、妊娠期妇女、哺乳期妇女禁用。

(2)大手术围手术期、严重感染、重度外伤、糖尿病酮症酸中毒者等禁用。

5. 使用注意事项 瑞格列奈主要经细胞色素 P450(CYP2C8、CYP3A4)代谢,因此应避免与 CYP2C8 抑制剂(如吉非罗齐)和 CYP3A4 的抑制剂(如克拉霉素、伊曲康唑等)或诱导剂(如利福平)合并使用。

(四)噻唑烷二酮类药物(TZD,格列酮类)

1. 作用机制及药效评价 是过氧化物酶体增殖物激活受体 γ(PPAR-γ)激动剂,通过结合和激活 PPAR-γ,从而改善胰岛素抵抗,促进葡萄糖吸收和脂肪分化,轻度降低肝葡萄糖输出,保护胰岛 B 细胞功能,减轻血管炎症反应。TZD 药物能增加胰岛素敏感性,降低空腹血糖和餐后血糖,可防治糖尿病血管并发症。其降糖疗效持久,尤其适合于伴有明显胰岛素抵抗及糖耐量减低的 T2DM 患者。在我国 2 型糖尿病患者中开展的临床研究结果显示 TZD 可使 HbA1c 下降 0.7%~1.0%(去除安慰剂效应后)。

2. 用法、用量 目前临床上常用品种有吡格列酮和罗格列酮。罗格列酮单次或分 2 次口服,起始剂量为 4mg/d,经 8~12 周治疗后空腹血糖控制不理想,可增至 8mg/d。吡格列酮起始剂量为 15mg/d 或 30mg/d,每日 1 次;反应不佳时可加量,单药治疗最大剂量为 45mg/d。以上两种药物在肾功能不全患者中无须调整剂量。常用的噻唑烷二酮类药物的作用特点和用法、用量见表 2-9。

表 2-9 常用的噻唑烷二酮类药物的作用特点和用法、用量

药物	每片剂量 /mg	剂量范围 /(mg/d)	作用时间 /h	每日服药次数	服药时间
罗格列酮	4	4~8	—	1~2	空腹或餐时
吡格列酮	15	15~45	2(达峰时间)	1	与进食时间无关

3. 不良反应

(1)TZD 单独使用时不导致低血糖,与胰岛素或胰岛素促泌剂联合使用时可增加低血糖发生的风险。

(2)体重增加和外周性水肿,此不良反应在与胰岛素联用时表现更为明显。

(3)TZD 的使用可增加骨折和心力衰竭发生风险。

4. 禁忌证

(1)对药物过敏者禁用。

（2）禁用于 1 型糖尿病、酮症酸中毒、妊娠期妇女、哺乳期妇女和儿童及 18 周岁以下青少年。

（3）有心力衰竭[纽约心脏学会（NYHA）心功能分级Ⅱ级以上]病史者禁用；有心脏病史，尤其是缺血性心脏病患者禁用。

（4）严重活动性肝病或转氨酶升高超过参考值正常上限 2.5 倍者禁用。

（5）严重骨质疏松和发生过非外伤性骨折病史的患者应禁用罗格列酮。

（6）现有或既往有膀胱癌病史的患者或存在不明原因肉眼血尿的患者禁用吡格列酮。

5. 使用注意事项

（1）近年来发现罗格列酮在少数患者中有导致或加重充血性心力衰竭的危险，导致其使用受到较严格限制，建议权衡利弊后再决定是否选用。此药开始使用或者增加剂量时应严密监测患者心力衰竭的症状和体征，根据具体情况考虑减少剂量或停用。

（2）罗格列酮主要通过细胞色素 P450（CYP2C8）代谢，应避免 CYP2C8 抑制剂（如吉非罗齐）或诱导剂（如利福平）合用；吡格列酮经 CYP3A4 和 CYP2C8 代谢，应留意其可能的药物间相互作用。

（五）α- 葡萄糖苷酶抑制药（AGI）

1. 作用机制及药效评价　AGI 通过抑制小肠绒毛中分解寡糖为单糖的葡萄糖苷酶活性，延缓复杂碳水化合物和双糖的分解和消化，延迟并减少肠腔对葡萄糖的吸收，以降低餐后血糖为主。该药还有增加外周组织对胰岛素的敏感性、减轻对胰岛素抵抗的作用。适用于以碳水化合物为主要食物成分和餐后血糖升高的患者。AGI 可使 HbA1c 下降 0.5%~0.8%，可与双胍类、磺酰脲类、TZD 或胰岛素联合使用。

2. 用法、用量　国内上市的 AGI 有阿卡波糖、伏格列波糖和米格列醇，该类药物一般在进食第一口食物后立即服用。常用的 α- 葡萄糖苷酶抑制药的剂型剂量见表 2-10。

表 2-10　常用的 α- 葡萄糖苷酶抑制药的剂型剂量

药物	每片剂量 /mg	剂量范围 /（mg/d）	每日服药次数
阿卡波糖	50	100~600	2~3
伏格列波糖	0.2	0.2~0.9	2~3
米格列醇	50	75~300	3

3. 不良反应

(1)主要有胃肠胀气、腹胀、腹泻、便秘、恶心等,建议从小剂量开始,逐渐加量可减少胃肠道不良反应。

(2)单独服用本类药物通常不会发生低血糖,但如与胰岛素促泌剂或胰岛素合用,可发生低血糖,一旦发生应及时给予葡萄糖口服液或静脉注射,进食双糖或淀粉类食物无效。

(3)偶有转氨酶升高,停药可缓解。

4. 禁忌证

(1)对此类药物过敏者禁用。

(2)有明显消化和吸收障碍的慢性胃肠功能紊乱者禁用;炎性肠病,尤其是伴有溃疡和胃肠道梗阻,腹部手术史的患者禁用。

(3)妊娠期妇女和哺乳期妇女、18岁以下青少年患者禁用。

(4)合并感染、严重创伤或酮症酸中毒等禁用。

5. 使用注意事项

(1)避免与消化酶制剂、抗酸剂同用。

(2)肠道吸收甚微,通常无全身毒性反应,但肝、肾功能不全者仍应慎用,刚开始服药时应定期检查肝功能;阿卡波糖和伏格列波糖可用于慢性肾脏病,当 eGFR $\geqslant$ 25ml/(min·1.73m^2)时,可以使用;eGFR<25ml/(min·1.73m^2)禁用。

(六) DPP-4 抑制剂

1. 作用机制及药效评价　通过抑制 DPP-4 而减少 GLP-1 在体内的失活,使内源性 GLP-1 的水平升高。GLP-1 以葡萄糖浓度依赖的方式增强胰岛素分泌,抑制胰高糖素分泌,发挥降低 HbA1c、空腹血糖及餐后血糖的作用。在我国 2 型糖尿病患者中的临床研究结果显示 DPP-4 抑制剂可使 HbA1c 下降 0.4%~0.9%(去除安慰剂效应后)。DPP-4 抑制剂单独使用不增加低血糖风险,对体重作用为中性或轻度增加。DPP-4 抑制剂用于 2 型糖尿病的治疗,可单药使用,也可与其他降糖药联合应用,其最常联合的降糖药是二甲双胍,其次是磺酰脲类、噻唑烷二酮类及胰岛素。《中国 2 型糖尿病防治指南(2017 年版)》指出,我国的研究显示在二甲双胍联用西格列汀的基础上加格列美脲、格列齐特缓释片、瑞格列奈或阿卡波糖后可以进一步降低 HbA1c。

2. 用法、用量　目前在国内上市的 DPP-4 抑制剂为西格列汀、沙格列汀、维格列汀、利格列汀和阿格列汀。常用的 DPP-4 抑制剂药物的作用特点和用法、用量见表 2-11。

表 2-11　常用的 DPP-4 抑制剂药物的作用特点和用法、用量

药物	每片剂量/mg	剂量范围/(mg/d)	作用时间/h	每日服药次数
西格列汀	100	100	24	1
沙格列汀	5	5	24	1
维格列汀	50	50~100	24	1~2
利格列汀	5	5	1.5（达峰时间）	1
阿格列汀	25	25	1~2（达峰时间）	1

3. 不良反应　最常见的是鼻塞或流涕、咽喉痛、上呼吸道感染和头痛。此外还可能出现低血糖、超敏反应、肝酶升高、胰腺炎、血管神经性水肿等,多可耐受,长期安全性未知。

4. 禁忌证

(1)禁用于妊娠期妇女、儿童和对 DPP-4 抑制剂有超敏反应的患者。

(2)不推荐用于重度肝肾功能不全、1 型糖尿病或糖尿病酮症酸中毒患者的治疗。

5. 使用注意事项

(1)近期完成的临床研究结果显示,沙格列汀可明显增加心力衰竭患者住院风险,但不增加相关的死亡率,因此,在起始该药治疗前评估风险和获益,治疗期间应密切观察心力衰竭体征和症状。

(2)在肾功能不全的患者中应用西格列汀、沙格列汀、阿格列汀和维格列汀时,应注意按照药品说明书要求减少药物剂量。利格列汀在有肝、肾功能不全的患者中无须调整剂量。

(七) 钠 - 葡萄糖协同转运蛋白 2 抑制剂（SGLT-2 抑制剂）

1. 作用机制及药效评价　SGLT-2 抑制剂是一类全新的口服降糖药,主要通过抑制肾脏肾小管中负责从尿液中重吸收葡萄糖的 SGLT-2 降低肾糖阈,促进尿葡萄糖排泄,从而达到降低血液循环中葡萄糖水平的作用。SGLT-2 抑制剂降低 HbA1c 幅度为 0.5%~1.0%,可减轻体重 1.5~3.5kg,降低收缩压 0.40~0.67kPa（3~5mmHg）,在多项临床研究中观察到还有心血管和肾脏保护作用。

2. 用法、用量　目前在我国被批准临床使用的 SGLT-2 抑制剂为达格列净、恩格列净和卡格列净。SGLT-2 抑制剂在中度肾功能不全的患者可以减量使用,在重度肾功能不全患者中因降糖效果显著下降不建议使用。常用的 SGLT-2 抑制剂药物的作用特点和用法、用量见表 2-12。

表 2-12　常用的 SGLT-2 抑制剂药物的作用特点和用法、用量

药物	每片剂量 /mg	剂量范围 /(mg/d)	作用时间 /h	每日服药次数	服药时间
达格列净	10	5~10	2	1	餐前或餐后均可
卡格列净	100	100~300	1.3~3（达峰时间）	1	第 1 次正餐前口服
恩格列净	10	10~25	1~2（达峰时间）	1	餐前或餐后均可

3. 禁忌证　不推荐用于 1 型糖尿病或糖尿病酮症酸中毒患者、重度肾功能损害患者。

4. 不良反应

（1）常见的不良反应为生殖泌尿道感染，罕见的不良反应包括酮症酸中毒（主要发生在 1 型糖尿病患者中）。

（2）可能的不良反应包括急性肾损伤（罕见）。

（3）卡格列汀可引起骨折风险增高（罕见，治疗前 12 周应评估骨折风险）和足趾截肢（伴有心血管疾病或心血管疾病风险的 2 型糖尿病患者，应密切关注，出现下肢感染或溃疡应立即停药）。

（4）SGLT-2 抑制剂单独使用时不增加低血糖发生的风险，联合胰岛素或磺酰脲类药物时，可增加低血糖发生风险。

（八）主要口服降糖药的特点汇总

详见表 2-13。

（九）口服降糖药在 2 型糖尿病合并慢性肾脏病的应用

详见表 2-14。

（十）口服降糖药联合应用原则

早期联用口服降糖药不仅可使血糖得到长期良好的控制，还可保护胰岛 B 细胞功能，延缓其功能的衰退，减轻胰岛素抵抗，最终预防和延缓糖尿病慢性并发症的发生，延长糖尿病患者的寿命，提高其生活质量。联合应用口服降糖药要遵循以下几个原则：

1. 无论采取何种联合治疗方案，生活方式干预是基础。

2. 综合评估患者的具体情况，包括年龄、病程、血糖（HbA1c、空腹血糖、餐后血糖）、体重、低血糖风险、肝肾功能、并发症、伴发疾病、经济能力、接受意愿等，制订个体化的联合治疗方案。

3. 联合使用降糖机制不同的药物，最好是机制互补的药物。

4. 所选药物要覆盖患者血糖谱，包括空腹及餐后血糖。

5. 应使低血糖风险和严重程度最小化，药物之间不良反应不叠加。

表2-13　主要口服降糖药的特点汇总表

类别	通用名	常用剂量范围	药理作用	优点	缺点
双胍类药物	二甲双胍	500mg/d~2g/d	降低肝糖输出	已在临床应用多年 不增加体重 不导致低血糖 降低心血管事件	胃肠道反应(腹泻,腹痛) 乳酸性酸中毒(罕见) 维生素B_{12}缺乏 禁忌证:慢性肾衰竭,酸中毒,缺氧,脱水等
磺酰脲类药物(第二代)	格列本脲	1.25mg,q.d.~10mg,b.i.d.	促进胰岛素分泌	已在临床应用多年 可能降低心血管事件	低血糖 体重增加 可能干扰心肌缺血预适应 继发性失效
	格列吡嗪	2.5mg,q.d.~20mg,b.i.d.			
	格列齐特	80mg,b.i.d.~t.i.d.			
	格列喹酮	15mg,q.d.~60mg,t.i.d.			
	格列美脲	1~6mg,q.d.			
格列奈类药物	那格列奈	60~120mg,t.i.d.	促进胰岛素分泌	有效降低餐后血糖 剂量灵活	低血糖 体重增加 可能干扰心肌缺血预适应 需频繁调整剂量
	瑞格列奈	0.5~4.0mg,t.i.d.			
噻唑烷二酮类药物	吡格列酮	15~45mg,q.d.	增加胰岛素敏感性	不导致低血糖 升高HDL-c 降低甘油三酯(吡格列酮) 可能降低心血管事件(吡格列酮,pro-ACTIVE)	体重增加 心力衰竭,水肿 骨折 升高LDL-c(罗格列酮) 可能增加心肌梗死风险(罗格列酮,荟萃分析) 可能增加膀胱癌风险(吡格列酮)
	罗格列酮	2~8mg,q.d.			

续表

类别	通用名	常用剂量范围	药理作用	优点	缺点
α-葡萄糖苷酶抑制药	阿卡波糖	25~100mg, t.i.d.	抑制碳水化合物在肠道的消化与吸收	不导致低血糖 降低餐后血糖 可能降低心血管事件 药物仅作用于肠道	降 HbA1c 作用弱 胃肠不适(胀气,腹泻) 需频繁调整剂量
	米格列醇	25~100mg, t.i.d.			
	伏格列波糖	0.2~0.3mg, t.i.d.			
DPP-4 抑制剂	西格列汀	100mg, q.d.	促进胰岛素分泌(血糖依赖性) 抑制胰高糖素分泌(血糖依赖性)	不导致低血糖 耐受性好	降 HbA1c 作用弱 荨麻疹(血管性水肿) 可能诱发胰腺炎
	维格列汀	50~100mg, q.d.			
	沙格列汀	2.5~5.0mg, q.d.			
	利格列汀	5mg, q.d.			
	阿格列汀	25mg, q.d.			
钠-葡萄糖协同转运蛋白2抑制剂	达格列净	5~10mg, q.d.	抑制葡萄糖重吸收,促进尿葡萄糖排泄	对心脏和肾脏有可能有保护作用 降低血压,尿酸水平 减少尿蛋白 降低 TG,升高 HDL-c 和 LDL-c,但不增加 LDL/HDL 比值	生殖泌尿系感染 与其他药物联用增加低血糖风险 DKA,急性肾损伤,骨折(均罕见) 足趾截肢(卡格列净)
	卡格列净	100~300mg, q.d.			
	恩格列净	10~25mg, q.d.			

表2-14　各类口服降糖药在2型糖尿病合并慢性肾脏病的使用推荐

药物	半衰期时间/h	持续作用时间/h	肾排泄率	肾功能不全适用范围：eGFR [ml/(min·1.73m²)]	独立肾脏保护作用
双胍类药物					
二甲双胍	1.5~1.8	5~6	90%	GFR ≥ 60 无须减量，GFR45~59 需减量使用，GFR<45 禁用	无
二甲双胍缓释片	6.2	8	90%	GFR ≥ 60 无须减量，GFR45~59 需减量使用，GFR<45 禁用	无
磺脲类药物					
格列本脲	10~16	16~24	50%	GFR ≥ 60 无须减量，GFR<60 禁用	无
格列美脲	5	24	60%	GFR ≥ 60 无须减量，GFR45~59 需减量使用，GFR<45 禁用	无
格列吡嗪	2~4	8~12	100%	GFR ≥ 60 无须减量，GFR30~59 需减量使用，GFR<30 禁用	无
格列吡嗪控释片	2~5	6~12	100%	GFR ≥ 60 无须减量，GFR30~59 需减量使用，GFR<30 禁用	无
格列喹酮	1.5	8	5%	GFR ≥ 30 无须减量，GFR<30 证据有限，ERBP 指南推荐无须减量	可能有
格列齐特	6~12	10~20	60%~70%	GFR ≥ 60 无须减量，GFR30~59 需减量使用，GFR<30 禁用	无
格列齐特缓释片	12~20	—	60%~70%	GFR ≥ 60 无须减量，GFR30~59 需减量使用，GFR<30 禁用	无
格列奈类药物					
瑞格列奈	1	4~6	8%	无须减量	无
那格列奈	—	1.3	83%	无须减量	无
噻唑烷二酮类药物					
吡格列酮	3~7	2（达峰）	15%~30%	无须减量	无
罗格列酮	3~4	—	64%	无须减量	无

续表

药物	半衰期时间/h	持续作用时间/h	肾排泄率	肾功能不全适用范围:eGFR [ml/(min·1.73m²)]	独立肾脏保护作用
α-葡萄糖苷酶抑制药					
阿卡波糖	—	—	35%	GFR≥25 无须减量,GFR<25 禁用	无
伏格列波糖	—	—	5%	GFR≥25 无须减量,GFR<25 禁用	无
DPP-4 抑制剂					
西格列汀	12.4	24	87%	GFR≥45 无须减量,GFR<45 需减量使用	无
维格列汀	2	24	85%	GFR≥45 无须减量,GFR<45 需减量使用	无
沙格列汀	2.5	24	75%	GFR≥45 无须减量,GFR<45 需减量使用	可能有
利格列汀	12	1.5(达峰)	5%	无须减量	可能有
阿格列汀	21	1~2(达峰)	76%	GFR≥45 无须减量,GFR<45 需减量使用	无
钠-葡萄糖协同转运蛋白2抑制剂					
达格列净	12.9	2	75%	GFR≥60 无须减量,GFR45~59 需减量使用,GFR<45 禁用	有
卡格列净	5.6~13.1	1.3~3(达峰)	33%	GFR≥60 无须减量,GFR45~59 需减量使用,GFR<45 禁用	有
恩格列净	10.6~13.1	1~2(达峰)	54%	GFR≥60 无须减量,GFR45~59 需减量使用,GFR<45 禁用	有

注:eGFR.估算肾小球滤过率;GFR.肾小球滤过率;ERBP.欧洲肾脏最佳临床实践。

6. 联用的药物种类不宜过多,一般联用 2 种药物,必要时可联用 3 种,尽量避免联用 4 种及以上口服降糖药。联合用药超过 3 种,血糖控制仍未达标应及早使用胰岛素治疗。

二、胰高血糖素样肽-1 受体激动剂

胰高血糖素样肽-1(GLP-1)是肠促胰岛素分泌激素之一,主要是肠道 L 细胞受营养物质刺激后分泌,经血液循环达到胰腺刺激胰岛 B 细胞分泌胰岛素。由于天然 GLP-1 很快就被体内的二肽基肽酶所灭活,半衰期很短,因此,GLP-1 类似物改变了其天然结构使其半衰期明显延长以便于临床使用。

1. 作用机制及药效评价　GLP-1 受体激动剂通过激动 GLP-1 受体而发挥降低血糖的作用。GLP-1 受体激动剂以葡萄糖浓度依赖的方式增强胰岛素分泌,抑制胰高糖素分泌,可延缓胃排空和肠道蠕动作用,通过中枢性的食欲抑制来减少进食量,从而减少餐后血糖波动和减轻体重。目前已知 GLP-1 受体广泛分布于全身多个器官或组织,除胰腺外还包括中枢神经系统、胃肠道、心血管系统、肝脏、脂肪组织、肌肉等,因此 GLP-1 受体激动剂具有多效性作用。GLP-1 受体激动剂除可有效降低血糖,还能调节血脂,减轻体重,具有心血管保护作用。其平均能使 HbA1c 下降 0.97%,单独使用 GLP-1 受体激动剂不明显增加低血糖发生的风险。

2. 用法、用量　目前国内上市的 GLP-1 受体激动剂为艾塞那肽、利拉鲁肽、利司那肽、贝那鲁肽、艾塞那肽缓释剂、度拉糖肽和洛塞那肽,均需皮下注射。根据作用时间长短,GLP-1 受体激动剂可分为短效和长效制剂两大类,短效制剂对延迟胃排空作用较强,餐后血糖降低明显,长效制剂对延迟胃排空作用较弱,但可通过对胰岛素分泌的刺激和胰高血糖素分泌的抑制,对空腹血糖降低明显。短效制剂包括艾塞那肽、利司那肽、贝那鲁肽;长效制剂包括利拉鲁肽、艾塞那肽缓释剂、度拉糖肽、洛塞那肽。GLP-1 受体激动剂可以单独使用或与其他降糖药联合使用。常用的 GLP-1 受体激动剂的临床应用要点和主要推荐意见见表 2-15。

3. 不良反应　胃肠道反应是 GLP-1 受体激动剂最常见的不良反应,主要表现为恶心、腹泻、呕吐、便秘、腹痛、食欲下降等胃肠道不适,大多数胃肠道反应均为轻中度,呈一过性。建议从小剂量起始,逐渐加量以减少该不良反应。罕见不良反应包括急性胰腺炎、皮疹等。

4. 禁忌证

(1)GLP-1 受体激动剂不能替代胰岛素,不能用于 1 型糖尿病及糖尿病酮症酸中毒的治疗。

(2)GLP-1 受体激动剂有延缓胃排空的作用,在严重胃肠道疾病患者中应慎用。

表 2-15 常用的 GLP-1 受体激动剂的临床应用要点和主要推荐意见

项目	艾塞那肽	利拉鲁肽	贝那鲁肽	利司那肽	艾塞那肽缓释剂
用法、用量					
用量	起始 5μg，常规 10μg	起始 0.6mg，常规 1.2~1.8mg	起始 0.1mg，常规 0.2mg	起始 10μg，常规 20μg	常规 2mg
用法	2 次 /d，早晚餐前 60 分钟内皮下注射	1 次 /d，任意时间皮下注射	3 次 /d，餐前 5 分钟皮下注射	每日任何一餐前 60 分钟内皮下注射	每周 1 次，任意时间皮下注射
不良反应					
胃肠道反应	常见	常见	常见	常见	常见
低血糖	单独使用不增加低血糖风险				
特殊人群应用					
心血管高危人群	安全性尚未得到评价	保护作用，在有心血管疾病患者中优先使用	安全性尚未得到评价	安全	安全
超重 / 肥胖	有明显的改善体重作用				
肾功能受损	肌酐清除率 <30ml/min 禁用	终末期肾病禁用	未知	肌酐清除率 <30ml/min 禁用	肌酐清除率 <30ml/min 禁用，30~50ml/min 慎用
肝功能受损	未知	重度肝功能受损者禁用	未知	肝功能受损者无须调整剂量	未知
胰腺炎病史	慎用				
严重胃肠道疾病	慎用				
甲状腺髓样癌病史或家族史	不推荐				

（3）妊娠期和哺乳期妇女及儿童患者中尚未获得 GLP-1 受体激动剂的安全性数据，因此不推荐使用。

（4）不推荐用于甲状腺瘤髓样癌（MTC）既往史或家族史患者。

5. 注意事项

（1）因 GLP-1 受体激动剂的使用与发生胰腺炎风险相关，一旦出现疑似胰腺炎发作,应停用该类药物。

(2)该类药物与磺酰脲类药物合用时低血糖风险增加,减少磺酰脲类药物剂量可减少低血糖风险。

三、胰岛素

胰岛素治疗是控制高血糖的重要手段。1型糖尿病患者需终身依靠补充外源性胰岛素控制血糖。对于2型糖尿病患者,尽管胰岛素抵抗是其发病的主要原因,但随着疾病的进展,胰岛素分泌不足成为主要矛盾,最终仍需使用胰岛素治疗以控制高血糖。因此,胰岛素治疗几乎是所有类型糖尿病控制高血糖的重要手段。

(一)胰岛素药理作用及应用指征

胰岛素可增加葡萄糖的利用,加速葡萄糖的无氧酵解和有氧氧化,促进肝糖原和肌糖原的合成和储存,并能促进葡萄糖转变为脂肪,抑制糖原分解和糖异生,从而使血糖降低。除此之外,胰岛素还能促进脂肪合成,抑制脂肪分解,使酮体生成减少,纠正酮症酸血症的各种症状。同时促进蛋白质的合成,抑制蛋白质的分解。

用于糖尿病,胰岛素的应用指征包括以下几点:

1. 1型糖尿病、糖尿病合并妊娠或妊娠糖尿病患者。

2. 2型糖尿病患者出现以下情况时需用胰岛素:①重型,消瘦营养不良者;②轻、中型经饮食和口服降糖药治疗无效者;③合并严重代谢紊乱(如酮症酸中毒、高渗性昏迷或乳酸性酸中毒)、重度感染、消耗性疾病(如肺结核、肝硬化)和进行性视网膜、肾、神经等病变,以及急性心肌梗死、脑血管意外者;④大手术者。

3. 全胰腺切除引起的继发性糖尿病。

(二)胰岛素制剂的分类及特点

根据来源不同,可将胰岛素分为动物胰岛素(牛胰岛素、猪胰岛素、牛-猪混合胰岛素)、人胰岛素(半合成、生物合成)和胰岛素类似物。

根据胰岛素作用时间长短,可将胰岛素分为:①超短效胰岛素(类似物):也称速效胰岛素类似物,如门冬胰岛素、赖脯胰岛素、谷赖胰岛素,与胰岛素相比,具有更加符合胰岛素的生理分泌模式,餐前注射吸收快,较人胰岛素快3倍,起效迅速,持续时间短,能更好地控制餐后血糖,并减少低血糖的发生。②短效胰岛素[普通(常规)胰岛素,中性胰岛素]:目前主要有动物来源和重组人胰岛素来源两种。以上两类胰岛素给药时间灵活,有利于提高患者依从性。通常与中效或长效胰岛素联合使用,用于胰岛素的强化治疗、胰岛素泵治疗、糖尿病急性并发症、严重感染、手术、心脑血管事件应激状态等。③中效胰岛素:最常见的是低精蛋白锌胰岛素。④长效胰岛素:包括精蛋白锌胰岛素和特慢胰岛素,后者目前国内少用。⑤超长效胰岛素(类似物):包括甘精胰岛素、地特胰岛素、德谷胰岛素。以上所述的中、长效胰岛素制剂起效慢,药效持久,主要作为基础胰岛素,常与口服降糖药联用或在强化治疗时睡前注射以控制空腹血糖。⑥预混胰岛素:指含有两种胰岛素的混合物,可以是短效或超短效胰岛素与中效或长效胰岛素混合的组合方式。具有使用方便、注射次数少的优点,可用于调控空腹和餐后血糖,但由于是有限的混合方案,一些特殊的混合要求难以实现。临床常用胰岛素制剂特点见表 2-16。

表 2-16　临床常用胰岛素制剂特点一览表

制剂		浓度 / (U/ml)	作用时间		
类别	名称		起效	最强	持续
超短效胰岛素(类似物)	赖脯胰岛素注射液	100	15min	30~70min	2~5h
	门冬胰岛素注射液	100	10~20min	1~3h	3~5h
短效(RI)胰岛素	普通胰岛素注射液(皮下注射)	40、80	0.5~1h	2~4h	5~7h
	普通胰岛素注射液(静脉注射)	40、80	10~30min	15~30min	0.5~1h
	生物合成人胰岛素注射液	40、100	0.5h	1.5~3.5h	7~8h
	重组人胰岛素注射液	40、100	0.5h	2~4h	6~8h
中效(NPH)胰岛素	低精蛋白锌胰岛素注射液	40、80	2~4h	8~12h	18~24h
	精蛋白生物合成人胰岛素注射液	40、100	1.5h	4~12h	最多 24h
	精蛋白锌重组人胰岛素注射液	40、100	1.5h	4~10h	18~24h
	精蛋白重组人胰岛素注射液	40、100	2~4h	8~12h	18~24h
超长效胰岛素类似物	甘精胰岛素注射液	100	2~3h	无峰	30h
	地特胰岛素注射液	100	3~4h	3~14h	24h
	德谷胰岛素注射液	100	—	—	42h
预混人胰岛素	70/30 制剂	40、100	0.5h	2~12h	14~24h
	50/50 制剂	100	0.5h	2~3h	10~24h
预混胰岛素类似物	门冬胰岛素 30 注射液	100	10~20min	1~4h	14~24h
	门冬胰岛素 50 注射液	100	10~20min	1~4h	14~24h
	赖脯胰岛素 50 注射液	100	15min	30~70min	16~24h
	赖脯胰岛素 75/25 注射液	100	15min	30~70min	16~24h

(三) 胰岛素的治疗方案及选择

1. 1 型糖尿病的胰岛素治疗

(1) 1 型糖尿病患者因自身胰岛素分泌绝对缺乏,需通过外源性胰岛素以模拟生理性胰岛素分泌的方式进行胰岛素补充,因此基础 + 餐时胰岛素治疗 (每日多次胰岛素注射和持续皮下胰岛素输注) 是 1 型糖尿病首选胰岛素治疗方案。

(2) 1 型糖尿病患者的胰岛素剂量设定及调整应高度个体化,方案的制订需兼顾胰岛素功能状态、血糖控制目标、血糖波动幅度与低血糖发生风险。

(3) 应尽量避免胰岛素治疗过程中发生的低血糖。

2. 2 型糖尿病的胰岛素治疗

(1) 胰岛素联合口服药治疗方案:2 型糖尿病患者在生活方式和口服降糖药联合治疗的基础上,若血糖仍未达到控制目标,即可开始口服降糖药和胰岛素的联合治疗。

(2) 胰岛素的起始治疗方案:①基础胰岛素的使用,包括中效人胰岛素和长效胰岛素类似物。使用方法为继续口服降糖药治疗,睡前注射中效人胰岛素或长效胰岛素类似物,起始剂量为 0.1~0.3U/(kg·d)。根据患者空腹血糖水平调整胰岛素用量,每 3~5 日调整 1 次,根据血糖水平每次调整 1~4U 直至空腹血糖达标。3 个月后空腹血糖达标但 HbA1c 不达标则考虑调整治疗方案。此方案中胰岛素促泌剂无须停用。②预混胰岛素的使用:包括预混人胰岛素和预混胰岛素类似物。根据患者血糖水平,可选择每日 1~2 次的注射方案,具体如表 2-17。

表 2-17 预混胰岛素不同注射次数的使用方案

注射次数	起始胰岛素剂量	具体使用方案
每日 1 次预混胰岛素	0.2U/(kg·d)	晚餐前注射。根据患者空腹血糖水平调整胰岛素用量,通常每 3~5 日调整 1 次,根据血糖水平每次调整 1~4U,直至空腹血糖达标
每日 2 次预混胰岛素	0.2~0.4U/(kg·d)	按 1:1 的比例分配到早餐前和晚餐前。根据空腹血糖和晚餐前血糖分别调整早餐前和晚餐前的胰岛素用量,每 3~5 日调整 1 次,根据血糖水平每次调整的剂量为 1~4U,直至血糖达标

(3) 胰岛素的多次治疗:①多次皮下注射胰岛素,在胰岛素起始治疗的基础上,经过充分的剂量调整,如患者的血糖水平仍未达标或出现反复的低血糖,需进一步优化治疗方案。可以采用基础 + 餐时胰岛素 (2~4 次 /d) 或每日 2~3 次预混胰岛素进行胰岛素强化治疗。②持续皮下胰岛素输注 (CSII),经 CSII

输入的胰岛素在体内的药动学特征更接近生理性胰岛素分泌模式。与多次皮下注射胰岛素的强化胰岛素治疗方法相比,CSII 治疗与低血糖发生的风险减少相关。在胰岛素泵中只能使用短效胰岛素或速效胰岛素类似物。具体如表 2-18。

表 2-18　胰岛素强化治疗方案

治疗方案	治疗方式	注射次数	调整方案
多次皮下注射胰岛素	餐时 + 基础胰岛素	每日 2~4 次注射	根据睡前和餐前血糖的水平分别调整睡前和餐前胰岛素用量,每 3~5 日调整 1 次,根据血糖水平每次调整的剂量为 1~4U,直至血糖达标
	每日 2~3 次预混胰岛素	预混胰岛素每日 2 次,预混胰岛素类似物每日 2~3 次	根据睡前和三餐前血糖的水平进行胰岛素用量调整,每 3~5 日调整 1 次,根据血糖水平每次调整的剂量为 1~4U,直至血糖达标
持续皮下胰岛素输注	胰岛素泵中使用短效胰岛素或速效胰岛素类似物		

(四) 胰岛素与药物的相互作用

糖尿病患者在应用胰岛素的临床过程中经常会同时使用其他药物,有些药物会增强或减弱胰岛素的降糖效应。因此,正确认识与胰岛素相关的药物相互作用对于评估胰岛素治疗的安全性和有效性非常必要。

1. 增强胰岛素降糖效应的药物　①降糖药物(如磺酰脲类、GLP-1 受体激动剂等);②水杨酸盐(如阿司匹林、对乙酰氨基酚等);③磺胺类;④奎宁;⑤非选择性 β 受体拮抗剂;⑥ ACEI 或 ARB 类;⑦单胺氧化酶抑制剂;⑧氯贝丁酯、溴隐亭、茶碱、甲氨蝶呤、华法林;⑨酒精饮料。

2. 减弱胰岛素降糖效应的药物　①噻嗪类利尿剂;②糖皮质激素;③甲状腺激素;④ β 拟交感神经药;⑤生长激素;⑥口服避孕药;⑦达那唑。

(五) 胰岛素的不良反应

1. 低血糖反应　是胰岛素主要的不良反应,与剂量过大和 / 或饮食失调有关,多见于 1 型糖尿病患者,但应识别低血糖后高血糖和无知觉性低血糖。

2. 胰岛素过敏反应　有局部反应和全身反应两种情况。局部反应表现为注射部位瘙痒、荨麻疹或脂肪营养不良(皮下脂肪萎缩或增生);全身反应以荨麻疹、血管性水肿和过敏性休克为主要表现。

3. 胰岛素性水肿　常出现于血糖控制后 4~6 日,可能与胰岛素促进肾小管回吸收钠有关。继续应用胰岛素后常可自行消退。

4. 体重增加　胰岛素治疗后体重增加是普遍现象,与合成代谢有关,与因恐惧低血糖进行的防御性多进食也有关。

5. 屈光不正　此种屈光变化多见于血糖波动较大的幼年型患者。由于治疗时血糖迅速下降,影响晶状体及玻璃体内渗透压,使晶状体屈光率下降,发生远视。此属暂时性变化,一般可随血糖浓度恢复正常而迅速消失,不致发生永久性的改变。

6. 胰岛素抗药性　在无酮症酸中毒的情况下,每日胰岛素用量>200U,持续48小时者可以确诊为胰岛素抗药性,目前机制不明,主要原因可能是感染、使用皮质激素或体内存在胰岛素抗体,能和胰岛素结合。此时可用不同种属的制剂或加服口服降糖药进行更换。

(六) 胰岛素的使用注意事项

1. 胰岛素使用不当可造成血糖过低,其症状视血糖降低的程度和速度而定。可出现脉搏加快、精神不安、饥饿感、焦虑、头晕、震颤、昏迷等。必须及时给予糖类,出现低血糖休克时,应静脉注射50%葡萄糖注射液50ml,必要时再静脉滴注5%葡萄糖注射液。为防止血糖突然下降,来不及呼救,患者应随身携带记有病情及使用胰岛素情况的卡片,以便不失时机及时抢救处理。

2. 注射部位可出现皮肤发红、皮下结节或硬块等局部反应,应经常更换注射部位。

3. 混悬型胰岛素注射液不可用于静脉注射,只有可溶性胰岛素如短效胰岛素(包括人和动物来源)及速效胰岛素类似物可以静脉给药。

4. 未开封使用的胰岛素应在2~8℃的条件进行冷藏密闭避光保存,不可冰冻。已开封使用的胰岛素注射液可在室温(最高25℃)保存最长4~6周(生物合成人胰岛素及预混胰岛素注射液为6周,其他注射液4周),避光和防受热。正在使用的胰岛素笔芯不要放冰箱里,可与胰岛素笔一起使用或者随身携带,室温下最长保存4周。冷冻后的胰岛素不可用。

第三节　糖尿病特殊情况用药原则

一、围手术期糖尿病用药原则

糖尿病患者因其他原因需要进行手术治疗时应给予特别的关注。因为糖尿病患者常合并大血管和微血管并发症,这将增加手术风险。手术应激尚可使血糖急剧升高,增加术后管理的难度,亦是术后病死率增加的原因之一。围手术期糖尿病的管理主要包括以下几个方面:

（一）术前准备及评估

1. 择期手术 ①术前应明确糖尿病类型、病程、目前的治疗方案、血糖水平是否达标、低血糖发作情况、有无并发症及其严重程度等。②多数住院患者推荐血糖控制目标为 7.8~10.0mmol/L；对少数患者如低血糖风险低、拟行心脏手术者及其他精细手术者，血糖控制目标为 6.1~7.8mmol/L；对重症及低血糖风险高危患者可制订个体化血糖控制目标。③口服降糖药治疗的患者在手术前 24 小时应停用二甲双胍，在接受小手术的术前当晚及手术当天应停用所有口服降糖药。④对于口服降糖药血糖控制不佳或接受大、中手术的患者，应及时改为胰岛素治疗，基础胰岛素联合餐时胰岛素可以有效改善血糖控制。

2. 急诊手术 主要评估血糖水平，有无酸碱、水、电解质平衡紊乱，如有应及时纠正。如手术有利于减轻或缓解危急病情，无须在术前严格设定血糖控制目标，应尽快作术前准备，并同时给予静脉输注胰岛素，降低高血糖。

（二）术中处理

1. 对于仅需单纯饮食治疗或小剂量口服降糖药即可使血糖控制达标的 2 型糖尿病患者，在接受小手术时，术中不需要使用胰岛素。

2. 在大中型手术术中，应静脉应用胰岛素，并加强血糖监测，血糖控制的目标为 7.8~10.0mmol/L。术中可输注 5% 葡萄糖液，100~125ml/h，以防止低血糖。

（三）术后处理

1. 在患者恢复正常饮食以前仍予胰岛素静脉输注，恢复正常饮食后可予胰岛素皮下注射。

2. 对于术后需要重症监护或机械通气的患者，如血浆葡萄糖 >10.0mmol/L，通过持续静脉胰岛素输注将血糖控制在 7.8~10.0mmol/L 较安全。

3. 中、小手术后一般的血糖控制目标为空腹血糖 <7.8mmol/L，随机血糖 <10.0mmol/L。对既往血糖控制良好的患者可考虑更严格的血糖控制，同样应注意防止低血糖的发生。

二、妊娠糖尿病用药原则

妊娠合并糖尿病有两种情况，即妊娠糖尿病（GDM）和妊娠前糖尿病（PGDM）。妊娠糖尿病通常是妊娠后半期 B 细胞储备功能不足以平衡胎盘激素引起的胰岛素抵抗所致。妊娠前糖尿病指孕前确诊的 1 型、2 型或特殊类型糖尿病。

（一）妊娠糖尿病诊断标准

GDM 是指妊娠期间发生的不同程度的糖代谢异常，但血糖未达到显性糖尿病的水平，占孕期糖尿病的 80%~90%。根据《中国 2 型糖尿病防治指南（2017 年版)》,妊娠糖尿病的诊断标准：孕期任何时间行 75g 口服葡萄糖耐量试验（OGTT），5.1mmol/L ≤空腹血糖 <7.0mmol/L，OGTT 1 小时血糖≥ 10.0mmol/L，8.5mmol/L ≤ OGTT 2 小时血糖 <11.1mmol/L，上述血糖值之一达标即诊断 GDM。

（二）妊娠期血糖控制目标

GDM 患者妊娠期血糖应控制在餐前及餐后 2 小时血糖值分别≤ 5.3、6.7mmol/L，特殊情况下可测餐后 1 小时血糖≤ 7.8mmol/L；夜间血糖不低于 3.3mmol/L；妊娠期 HbA1c 宜 <5.5%。PGDM 患者妊娠早期血糖控制勿过于严格，以防低血糖发生，妊娠期餐前、夜间血糖及空腹血糖（FPG）宜控制在 3.3~5.6mmol/L，餐后峰值血糖 5.6~7.1mmol/L，HbA1c<6.0%。无论 GDM 或 PGDM，经过饮食和运动管理，妊娠期血糖达不到上述标准时，应及时加用胰岛素进一步控制血糖。

（三）妊娠糖尿病的药物治疗

1. 胰岛素治疗

（1）胰岛素类型与应用方案：①可应用于孕期的胰岛素类型包括所有的人胰岛素，如短效、NPH 及预混人胰岛素。胰岛素类似物有门冬胰岛素、赖脯胰岛素、地特胰岛素。②孕期胰岛素应用方案，对于空腹及餐后血糖均升高者，推荐三餐前短效 / 速效胰岛素 + 睡前 NPH。由于孕期胎盘胰岛素抵抗导致的餐后血糖升高更为显著的特点，预混胰岛素应用存在局限性，不作为常规推荐。

（2）胰岛素用量及调整：初始应从小剂量开始，0.3~0.8U/（kg·d）。每天计划应用的短效胰岛素总量应分配到三餐前使用，分配原则是早餐前最多，中餐前最少，晚餐前用量居中。每次调整后观察 2~3 天评估疗效，每次以增减 2~4U 或不超过胰岛素全天用量的 20% 为宜。夜间胰岛素作用不足、黎明现象和 Somogyi 现象均可导致高血糖的发生，前两种情况必须在睡前增加中效胰岛素用量，而出现 Somogyi 现象时应减少睡前中效胰岛素的用量。妊娠中、晚期对胰岛素需求量有不同程度的增加，在妊娠 32~36 周时胰岛素需求量达高峰，36 周后稍下降，胰岛素用量的调整应个体化。

2. 口服降糖药　多项二甲双胍与胰岛素孕期应用的头对头研究证实了二甲双胍孕期应用的疗效及安全性，但由于二甲双胍在我国尚无孕期应用的适应证，且口服降糖药用于孕期糖尿病仍缺乏长期安全性的数据，孕期不推荐使用口服降糖药。

三、儿童和青少年糖尿病用药原则

近年来，我国儿童和青少年糖尿病发病率明显上升，尤其是低龄儿童。儿童和青少年糖尿病主要以 1 型为主，约占儿童糖尿病的 90%。随着生活方式的改变，儿童肥胖亦显著增加，伴随着 2 型糖尿病呈上升趋势。除了健康教育，制订饮食、运动方案,血糖监测仪使用的培训等,药物的合理使用也尤为重要。

(一) 胰岛素治疗

胰岛素治疗适用于 1 型糖尿病患儿,需要短期强化控制高血糖的 2 型糖尿病患儿和不能采用口服降糖药治疗的或肝肾功能损害的非 1 型糖尿病患儿。推荐的初始胰岛素剂量为 $0.5\sim1.0U/(kg\cdot d)$;多数缓解期儿童胰岛素总量 $<0.5U/(kg\cdot d)$;糖尿病缓解期后青春期前儿童通常需要 $0.7\sim1.0U/(kg\cdot d)$;青春期患者胰岛素总量常 $>1.0U/(kg\cdot d)$,甚至 $>2.0U/(kg\cdot d)$。适宜的剂量可在使用后达到最好的血糖控制而不引起严重低血糖,同时保证患儿正常生长发育。方案的选择取决于多个因素,应综合考虑患儿及其家属的教育水平、年龄、成熟程度及个体需要等来制订个体化的治疗方案。

(二) 口服药物治疗

目前可用于儿童和青少年糖尿病治疗的口服降糖药为二甲双胍,还没有足够的研究证明其他的口服降糖药可以用于儿童。二甲双胍可用于 10 岁及以上的 2 型糖尿病儿童或青少年,剂量从 500mg/d 开始,每周增加 500mg,3~4 周增加到每次 1 000mg,每天 2 次。

四、老年糖尿病用药原则

老年糖尿病是指年龄 ≥ 60 岁(WHO 界定 ≥ 65 岁),包括 60 岁以前诊断和 60 岁以后诊断的糖尿病,具有患病率高、起病隐匿、异质性大、危害大等特点。老年糖尿病中 95% 以上是 2 型糖尿病,少数为 1 型和其他类型糖尿病,分类标准与中青年相同。老年人是糖尿病防治的重点人群,老年糖尿病的治疗目标是减少急慢性并发症导致的伤残和早亡,改善生存质量,提高预期寿命。

(一) 治疗原则

1. 一般情况按老年 2 型糖尿病降糖药物治疗路径用药,详见图 2-2。

2. 联合机制互补药物治疗。

3. 不推荐在老年患者常规降糖治疗中采用操作难度大的多次胰岛素治疗模式。

(二) 降糖药物选用注意事项

老年糖尿病患者的降糖治疗应该是在安全前提下的有效治疗。健康教育、合理饮食、安全有效的运动应该贯穿老年糖尿病治疗的全程。根据患者的降糖目标、现有血糖情况、重要脏器功能和经济承受能力等选择合理、便利、可行的降糖药物。

1. 可以考虑首选不易出现低血糖的口服降糖药如二甲双胍、α- 糖苷酶抑制剂、DPP-4 抑制剂等。磺酰脲类在老年患者中低血糖风险相对较大,应避免使用格列本脲;格列奈类受肾功能影响较小,低血糖风险低于磺酰脲类,

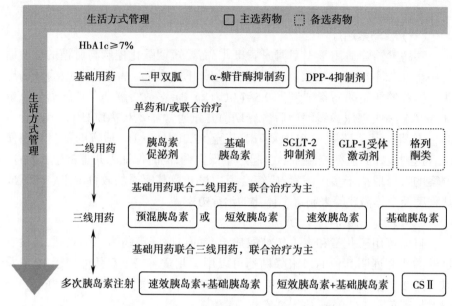

图 2-2 老年 2 型糖尿病降糖药物治疗路径

但仍应留意。噻唑烷二酮类有增加体重、引发水肿、加重心力衰竭、引起骨折的风险,在老年人中应用还存在一定的负面影响,一般不推荐在老年糖尿病患者中使用。

2. 要根据患者特定的身体状况避免使用可能对患者有潜在不良影响的药物,如肾功能不全的患者要慎用主要从肾脏排泄的药物,心力衰竭的患者要慎用加重心脏负荷的药物等。

3. 对胰岛素的使用,要充分考虑到患者胰岛素治疗的获益、使用的便利性和可能出现的问题,以及患者的视力、双手精细配合操作的能力、出现低血糖时的自我应对能力等因素。

4. 对空腹血糖升高的患者应首选基础胰岛素治疗。在使用短效或预混胰岛素及其类似物时要注意空腹血糖和餐后血糖的正常生理曲线。

五、糖尿病合并感染的用药原则

糖尿病容易并发各种感染,细菌感染最为常见,在血糖控制较差的患者中真菌的感染亦较常见。糖尿病并发感染可形成一个恶性循环,即感染导致难以控制的高血糖,而高血糖进一步加重感染。糖尿病患者手术部位的感染概率大。感染可诱发糖尿病急性并发症,感染也是糖尿病的重要死因。

（一）糖尿病患者常见感染类型

1. 泌尿系感染　常见,有时可导致严重并发症,如肾盂肾炎、肾及肾周脓肿、肾乳头坏死和败血症。常见的致病菌是大肠埃希菌及克雷伯菌;其次为革兰氏阳性球菌和真菌。

2. 呼吸道感染　肺炎常见的致病菌包括葡萄球菌、链球菌及革兰氏阴性菌。糖尿病是肺炎球菌感染的菌血症高风险人群。

3. 结核　糖尿病患者结核的发生率显著高于非糖尿病患者,并且多见非典型的影像学表现。

4. 其他感染　皮肤葡萄球菌感染是糖尿病患者的常见感染之一,多见于下肢。足部溃疡的常见致病菌包括葡萄球菌、链球菌、革兰氏阴性菌及厌氧菌。

（二）用药原则

严格控制血糖为首要措施,胰岛素治疗为首选;进行有效的抗感染治疗,并根据药物敏感试验结果,及时调整抗生素的种类;必要时行外科手术治疗。

六、糖皮质激素所致糖尿病的用药原则

长期使用糖皮质激素治疗的患者,发生糖尿病的风险增加 36%~131%。随着糖皮质激素在疾病治疗与移植抗排异领域的广泛应用,目前全球范围内 2%~3% 的人群在使用糖皮质激素,类固醇糖尿病的发病率与日俱增,并且与糖皮质激素使用剂量和时间呈显著的正相关关系。临床观察发现,糖皮质激素所致的高血糖,常以午餐后至睡前血糖升高为主,空腹血糖可以正常。

外源性糖皮质激素所致糖尿病的用药策略选择:①对于所有外源性糖皮质激素应用者,应尽量采用最小有效剂量,并推荐进行生活方式干预(低热量饮食和充足的中等强度以下运动);②对于空腹血糖 ≥ 11.1mmol/L 的糖皮质激素应用者,胰岛素治疗为首选治疗;③对于既往无糖尿病史服用低剂量糖皮质激素者或空腹血糖 <11.1mmol/L 的糖皮质激素应用者,可考虑使用口服降糖药。

第四节　常见处方审核案例详解

糖尿病属于慢性病,糖尿病不同分型、不同阶段的治疗方案也存在差异,同时糖尿病常伴有多种合并症,患者在用药上常呈现出多样性,合并用药的情况多见。为规范处方审核工作,促进合理用药,保障患者用药安全,在此编者根据国家《医疗机构处方审核规范》《医院处方点评管理规范(试行)》《北京市医疗机构处方专项点评指南(试行)》等文件的指导原则,列举以下案例和解析,以期为药师处方审核提供参考。

为便于读者查阅,同一处方如存在多项问题时,按所归类别重点点评。其他问题的点评此处省略。

一、适应证不适宜

案例 1
【处方描述】

性别:女 年龄:18 岁
临床诊断:1 型糖尿病。
处方内容:
格列喹酮片　　　　　　30mg×60 片　30mg　t.i.d.　p.o.
精蛋白锌重组赖脯　　　3ml:300U×1 支　早 16U/ 中 6U/ 晚 12U　i.h.
胰岛素混合注射液

【处方问题】适应证不适宜。

【机制分析】格列喹酮属于磺酰脲类胰岛素促泌剂,根据药品说明书,其仅用于 2 型糖尿病的治疗,不适用于 1 型糖尿病。本处方属适应证不适宜。

【干预建议】停用格列喹酮,改用胰岛素强化治疗方案(中效胰岛素或超长效胰岛素类似物,联合短效胰岛素或超短效胰岛素类似物治疗)。有条件者可选用胰岛素泵治疗,初发病者如尚有一定胰岛功能,可短期使用预混胰岛素治疗。

案例 2
【处方描述】

性别:男 年龄:18 岁
临床诊断:1 型糖尿病。
处方内容:
格列齐特缓释片　60mg×30 片　60mg　　q.d.　　p.o.
二甲双胍片　　　0.5g×40 片　　0.5g　　b.i.d.　p.o.

【处方问题】适应证不适宜。

【机制分析】1 型糖尿病发病机制为胰岛素分泌绝对不足,治疗方案只能选择胰岛素,不宜选用口服降糖药治疗。本处方属适应证不适宜。

【干预建议】评估患者实际情况,制订合理的胰岛素治疗方案。如胰岛素强化治疗方案(中效胰岛素或超长效胰岛素类似物,联合短效胰岛素或超短效胰岛素类似物治疗)。有条件者可选用胰岛素泵治疗,初发病者如尚有一定胰岛功能,可短期使用预混胰岛素治疗。

案例3
【处方描述】

性别:男　年龄:34 岁

临床诊断:1 型糖尿病。

处方内容:

磷酸西格列汀片	100mg×28 片	100mg	q.d.	p.o.
格列美脲片	2mg×30 片	2mg	q.d.	p.o.
盐酸二甲双胍片	0.5g×60 片	0.5g	t.i.d.	p.o.
甘精胰岛素	3ml:300U ×1 支	10U	q.d.	i.h.

【处方问题】适应证不适宜。

【机制分析】1 型糖尿病发病机制为胰岛素分泌绝对不足,需要终生依赖胰岛素以控制血糖及维持生存,绝大多数口服降糖药不宜用于 1 型糖尿病的治疗。处方中的西格列汀和格列美脲仅适用于 2 型糖尿病,本处方属适应证不适宜。

【干预建议】从处方来看,患者用药偏于 2 型糖尿病的治疗方案,而诊断为 1 型糖尿病,存在成人晚发自身免疫性糖尿病(LADA)的可能,应明确诊断和分型,如暂未能分型,可短期使用口服降糖药,一旦明确诊断,应改为强化胰岛素治疗方案。

案例4
【处方描述】

性别:女　年龄:82 岁

临床诊断:2 型糖尿病周围神经病。

处方内容:

盐酸二甲双胍片	0.5g×72 片	0.5g	t.i.d.	p.o.
磷酸西格列汀片	0.1g×28 片	0.1g	q.d.	p.o.
阿托伐他汀钙片	10mg×28 片	10mg	q.d.	p.o.
胰激肽原酶肠溶片	120IU×72 片	240IU	t.i.d.	p.o.
厄贝沙坦/氢氯噻嗪片	0.1 625g×28 片	0.1 625g	q.d.	p.o.

【处方问题】适应证不适宜。

【机制分析】糖尿病常与多种慢性并发症共存,常出现多药联用的情况,医生开具处方时应当提供与药物相关的完整诊断。此处方中阿托伐他汀钙片与厄贝沙坦/氢氯噻嗪片无用药指征。阿托伐他汀钙片用于高胆固醇血症的治疗以及冠心病或冠心病等危症（如糖尿病、动脉粥样硬化性疾病）合并高胆固醇血症或混合型血脂异常的患者。厄贝沙坦/氢氯噻嗪片用于治疗原发性高血压。本处方属适应证不适宜。此外，氢氯噻嗪为噻嗪类利尿剂，会影响葡萄糖的代谢和胰岛素的敏感性，从而削弱降血糖的效果。联合应用时注意监测血糖，依据血糖水平调整降糖药物用量。

【干预建议】建议医师完善临床诊断，做到诊断与用药相符，并密切监测血糖水平，必要时调整降糖药物剂量。

案例5

【处方描述】

性别：女　年龄：72岁

临床诊断：2型糖尿病合并糖尿病肾病。

处方内容：

阿普唑仑片	0.4mg×7片	0.4mg	q.n.	p.o.
盐酸二甲双胍片	0.5g×40片	0.5g	t.i.d.	p.o.

【处方问题】适应证不适宜。

【机制分析】患者临床诊断为2型糖尿病合并糖尿病肾病，阿普唑仑片药品说明书中适用于焦虑、紧张、激动，也可用于催眠或焦虑的辅助用药，并无使用阿普唑仑片的指征。本处方属适应证不适宜。

【干预建议】改用治疗2型糖尿病合并糖尿病肾病相关的药物，如确有使用阿普唑仑的必要需完善相关诊断。

案例6

【处方描述】

性别：男　年龄：70岁

临床诊断：冠心病。

处方内容：

琥珀酸美托洛尔缓释片	47.5mg×28片	47.5mg	q.d.	p.o.
硫酸氢氯吡格雷片	75mg×28片	75mg	q.d.	p.o.
莫沙必利分散片	5mg×20片	5mg	t.i.d.	p.o.
雷贝拉唑钠肠溶胶囊	20mg×28粒	20mg	q.d.	p.o.

沙格列汀片	5mg×30 片	5mg	q.d.	p.o.
格列齐特缓释片	30mg×30 片	60mg	q.d.	p.o.
盐酸二甲双胍片	0.5g×60 片	0.5g	t.i.d.	p.o.

【处方问题】适应证不适宜。

【机制分析】处方中沙格列汀片、格列齐特缓释片和盐酸二甲双胍片均为口服降糖药。雷贝拉唑钠肠溶胶囊为质子泵抑制剂,莫沙必利分散片为消化道促动力剂,两者均属于消化系统疾病用药。处方中使用的硫酸氢氯吡格雷片为抗血小板药物,消化道出血是其常见的不良反应之一,处方中使用的消化道疾病用药是否基于此原因还尚不明确,应当补全诊断做到用药与疾病相符。本处方诊断仅为冠心病,属于适应证不适宜。

【干预建议】建议完善临床诊断,同时注意处方精简。

案例7
【处方描述】

性别:男　年龄:33 岁
临床诊断:头晕。
处方内容:

| 二甲双胍片 | 0.5g×40 片 | 0.5g | t.i.d. | p.o. |
| 阿卡波糖片 | 0.1g×15 片 | 0.05g | t.i.d. | p.o. |

【处方问题】适应证不适宜。

【机制分析】处方中二甲双胍和阿卡波糖均属于糖尿病用药,患者诊断为头晕,用药与诊断不相符,本处方属适应证不适宜。

【干预建议】建议完善临床诊断,并补充糖尿病诊断。

案例8
【处方描述】

性别:男　年龄:90 岁
临床诊断:高血压。
处方内容:

| 多巴丝肼片 | 200mg:50mg×80 片 | 1 片 | t.i.d. | p.o. |
| 缬沙坦胶囊 | 80mg×28 粒 | 80mg | q.d. | p.o. |

阿司匹林肠溶片	100mg×30 片	100mg	q.d.	p.o.
格列齐特缓释片	30mg×30 片	60mg	q.d.	p.o.

【处方问题】适应证不适宜。

【机制分析】处方中多巴丝肼片用于帕金森病、帕金森综合征,格列齐特缓释片属于糖尿病用药,患者仅诊断为高血压,用药与诊断不相符。此外阿司匹林与格列齐特合用,可能会增加降糖效果和低血糖风险,应谨慎使用。本处方属适应证不适宜。

【干预建议】建议完善临床诊断,补充糖尿病、帕金森病诊断。或者根据患者实际患病情况调整处方用药。

案例 9
【处方描述】

性别:男　年龄:45 岁

临床诊断:腰肌劳损;急性支气管炎。

处方内容:

格列齐特缓释片	60mg×80 片	60mg	q.d.	p.o.

【处方问题】适应证不适宜。

【机制分析】患者诊断腰肌劳损、急性支气管炎,无糖尿病诊断,本处方属适应证不适宜。

【干预建议】明确临床诊断,根据具体疾病合理用药。

二、用法、用量不适宜

案例 10
【处方描述】

性别:男　年龄:53 岁

临床诊断:慢性肾病 3b 期;糖尿病肾病。

处方内容:

门冬胰岛素笔芯注射液	3ml:300U×1 支	10U	t.i.d.	i.h.
甘精胰岛素注射液	3ml:300U×1 支	10U	t.i.d.	i.h.
缬沙坦胶囊	80mg×14 粒	80mg	q.d.	p.o.

【处方问题】用法、用量不适宜。

【机制分析】甘精胰岛素为超长效胰岛素类似物,用法应为每晚 1 次,且该患者同时使用了超短效胰岛素类似物门冬胰岛素,用法为每日 3 次,上述胰岛素使用方法易导致低血糖。本处方属用法、用量不适宜。

【干预建议】建议调整甘精胰岛素的使用频次,同时对强化胰岛素治疗患者应注意低血糖发生。

案例 11
【处方描述】

性别:女 年龄:64 岁

临床诊断:糖尿病。

处方内容:

地特胰岛素注射液	3ml:300U×1 支	20U	t.i.d.	i.h.
门冬胰岛素笔芯注射液	3ml:300U×1 支	20U	q.d.	i.h.

【处方问题】用法、用量不适宜。

【机制分析】地特胰岛素注射液属于超长效胰岛素类似物,作为基础胰岛素应每晚睡前 1 次注射给药。门冬胰岛素笔芯注射液为超短效胰岛素类似物,宜每日 2~3 次餐前注射给药。本处方属用法、用量不适宜。

【干预建议】建议调整上述胰岛素的使用频次,密切监测血糖水平。

案例 12
【处方描述】

性别:女 年龄:56 岁

临床诊断:糖尿病。

处方内容:

甘精胰岛素注射液	3ml:300U×1 支	300U	q.d.	i.h.
精蛋白生物合成人胰岛素注射液	3ml:300U×1 支	300U	q.d.	i.h.

【处方问题】用法、用量不适宜。

【机制分析】胰岛素列入我国高警示药品推荐目录。此处方的甘精胰岛素和精蛋白生物合成人胰岛素每次用量明显过大(300U),易致患者发生严重低血糖的危险。本处方属用法、用量不适宜。

【干预建议】根据患者实际情况及血糖水平,详细准确注明胰岛素使用的剂量及方法。

案例 13
【处方描述】

性别:男 年龄:33 岁
临床诊断:非胰岛素依赖型糖尿病伴有神经的并发症。
处方内容:

精蛋白锌重组赖脯胰岛素混合 25R	3ml:300U×1 支	0.033 3 支	t.i.d.	i.h.
地氯雷他定分散片	5mg×7 片	5mg	q.d.	p.o.
伏格列波糖分散片	0.2mg×20 片	0.2mg	t.i.d.	p.o.

【处方问题】用法、用量不适宜。

【机制分析】胰岛素的用量不明确,用量应以单位 U 计算,而不是以支计算,容易导致患者在用药时剂量错误。本处方属用法、用量不适宜。

【干预建议】建议修改用量书写方式。

案例 14
【处方描述】

性别:男 年龄:51 岁
临床诊断:2 型糖尿病。
处方内容:

罗格列酮片	4mg×49 片	4mg	t.i.d.	p.o.
二甲双胍片	0.5g×60 片	1g	t.i.d.	p.o.

【处方问题】用法、用量不适宜。

【机制分析】二甲双胍在治疗时建议从小剂量开始,初始剂量为 500mg/d,每日 1 次或 2 次,每 1~3 周增加 500mg,2~3 次 /d,最大有效剂量为 2 000mg/d,最大推荐剂量为 2 550mg/d;罗格列酮单次或分次剂量开始应为 4mg/d,必要时 12 周内增加至 8mg/d,最大剂量为 8mg/d。两种药物在此处方中为超剂量使用,合用后大大增加了不良反应风险。本处方属用法、用量不适宜。

【干预建议】修改处方用量,如血糖未能控制达标,可调整治疗方案。

三、剂型与给药途径不适宜

案例 15

【处方描述】

性别：男　年龄：68 岁

临床诊断：2 型糖尿病。

处方内容：

甘精胰岛素注射液	3ml：300U×1 支	10U	t.i.d.	i.v.
瑞格列奈片	1mg×14 片	1mg	q.d.	p.o.

【处方问题】剂型与给药途径不适宜。

【机制分析】甘精胰岛素注射液用法不正确。甘精胰岛素注射液应皮下注射给药，不能静脉注射，且甘精胰岛素注射液为超长效胰岛素类似物，应该每日 1 次在固定的时间给药，通常在每晚睡前给药 1 次。本处方属剂型与给药途径不适宜。

【干预建议】更正甘精胰岛素注射方式及调整给药频次。

四、联合用药不适宜

案例 16

【处方描述】

性别：女　年龄：86 岁

临床诊断：2 型糖尿病；高血压。

处方内容：

格列美脲片	2mg×15 片	2mg	q.d.	p.o.
普萘洛尔片	10mg×100 片	10mg	t.i.d.	p.o.

【处方问题】联合用药不适宜。

【机制分析】普萘洛尔为非选择性 β 受体拮抗剂，能抑制交感神经兴奋引起的脂肪和肌糖原分解而使血糖降低，而且抑制了由于低血糖引起的代偿性交感肾上腺活动增加所致的症状，如心跳加快等，使低血糖反应不易察觉；而格列美脲的降糖作用快而强，两药合用增加低血糖发生风险，需谨慎联用。本处方属联合用药不适宜。

【干预建议】糖尿病合并高血压,降压药物选择时应综合考虑降压疗效、心脑肾的保护作用、安全性和依从性,以及对代谢的影响等因素,五类降压药物(ACEI、ARB、利尿剂、钙拮抗剂、β 受体拮抗剂)均可用于糖尿病患者,其中以 ACEI 或 ARB 为首选降压药物,如一定要使用 β 受体拮抗剂降压,建议选用对血糖影响较小的药物,如比索洛尔、美托洛尔等,并在用药过程中密切监测血糖,防止低血糖的发生。

案例 17
【处方描述】

性别:女　年龄:69 岁

临床诊断:2 型糖尿病;高血压;高脂血症。

处方内容:

阿卡波糖片	50mg×21 片	50mg	t.i.d.	p.o.
门冬胰岛素注射液	3ml:300U×1 支	6U	t.i.d.	i.h.
硝苯地平控释片	30mg×7 片	30mg	q.d.	p.o.
琥珀酸美托洛尔缓释片	47.5mg×7 片	23.75mg	q.d.	p.o.
考来烯胺散	5g:4g×12 袋	1 袋	b.i.d.	p.o.

【处方问题】联合用药不适宜。

【机制分析】阿卡波糖与考来烯胺存在相互作用。考来烯胺在肠道内能够吸附阿卡波糖,降低其疗效,应避免合用。此外,美托洛尔为选择性 β 受体拮抗剂,在大剂量时可能会掩盖低血糖症状,与胰岛素联用应谨慎,建议用于糖尿病患者时应注意使用剂量。本处方属联合用药不适宜。

【干预建议】糖尿病合并高脂血症,临床首选他汀类调脂药物,建议更换考来烯胺为他汀类调脂药物。同时胰岛素使用应注明具体使用时间,如三餐前 30 分钟。

案例 18
【处方描述】

性别:女　年龄:70 岁

临床诊断:咯血;细菌性肺炎;继发性肺结核(痰 +);2 型糖尿病。

处方内容:

利福平胶囊	0.15g×14 粒	0.45g	q.d.	p.o.
瑞格列奈片	2mg×21 片	2mg	t.i.d.	p.o.
伏格列波糖分散片	0.2mg×21 片	0.2mg	t.i.d.	p.o.

【处方问题】联合用药不适宜。

【机制分析】利福平与瑞格列奈联用存在药物相互作用。根据瑞格列奈药品说明书,瑞格列奈主要通过细胞色素P4502C8酶(CYP2C8)代谢,但是也通过细胞色素P4503A4酶(CYP3A4)代谢。而利福平是一种CYP3A4强诱导剂,也是CYP2C8诱导剂,两药联合使用会降低瑞格列奈降血糖效果,联用时需要调整瑞格列奈的剂量,剂量调整因人而异,并需严密监测患者血糖水平。对于患者来说,抗结核药物与降糖药物均需长期服用,所以不建议两药联合使用。本处方属联合用药不适宜。

【干预建议】若无相对禁忌证,可以更换不会对CYP同工酶CYP3A4、CYP2C8有相互作用的西格列汀联合二甲双胍治疗。急性期应使用胰岛素治疗。

案例19
【处方描述】

性别:女　年龄:88岁

临床诊断:脑梗死;低钾血症;支气管炎;2型糖尿病。

处方内容:

丁苯酞软胶囊	0.1g×24粒	0.2g	t.i.d.	p.o.
枸橼酸钾颗粒	1.46g:2g×24包	2g	t.i.d.	p.o.
克拉霉素片	0.25g×24片	0.25g	t.i.d.	p.o.
瑞格列奈片	2mg×30片	2mg	t.i.d.	p.o.
硝苯地平控释片	30mg×7片	30mg	q.d.	p.o.
阿卡波糖胶囊	50mg×30粒	100mg	t.i.d.	p.o.

【处方问题】联合用药不适宜。

【机制分析】瑞格列奈和克拉霉素联用存在药物间相互作用。瑞格列奈片药品说明书提示,克拉霉素是CYP3A4强抑制剂,可使瑞格列奈曲线下面积(AUC)升高1.4倍,血药浓度峰值(C_{max})升高1.7倍,使降血糖作用增强,低血糖风险增加,应谨慎联用。此外,瑞格列奈未在75岁以上的患者中进行研究,缺乏安全性和有效性数据,不建议使用。本处方属联合用药不适宜。

【干预建议】患者是88岁的老年人,生理功能逐渐衰退,基于上述因素,建议调整为对老年人群影响较小的降糖药物,如那格列奈,并注意使用剂量。使用那格列奈时建议将克拉霉素改为阿奇霉素。如血糖控制不达标,应短期使用胰岛素治疗,待病情稳定后再改为口服降糖药。

案例20

【处方描述】

性别：男 年龄：65岁

临床诊断：2型糖尿病；三叉神经痛。

处方内容：

瑞格列奈片	1mg×30片	1mg	t.i.d.	p.o.
盐酸二甲双胍片	0.5g×20片	0.5g	t.i.d.	p.o.
卡马西平片	0.1g×100片	0.1g	b.i.d.	p.o.

【处方问题】联合用药不适宜。

【机制分析】瑞格列奈和卡马西平联用存在药物间相互作用。卡马西平为 CYP3A4 酶诱导剂，可促进瑞格列奈的代谢，导致其血药浓度降低，降血糖作用减弱，应谨慎联用。本处方属联合用药不适宜。

【干预建议】合用时建议适度增加瑞格列奈剂量，并密切监测血糖水平。或改用其他类与卡马西平无相互作用的降糖药，如阿卡波糖、磺酰脲类等。

案例21

【处方描述】

性别：男 年龄：58岁

临床诊断：2型糖尿病；艾滋病。

处方内容：

沙格列汀片	2.5mg×1盒	2.5mg	b.i.d.	p.o.
硫酸茚地那韦胶囊	100mg×1瓶	800mg	q8h.	p.o.

【处方问题】联合用药不适宜。

【机制分析】上述两药联用存在药物间相互作用。沙格列汀与 CYP3A4/5 强抑制剂(如克拉霉素、茚地那韦、伊曲康唑、利托那韦等)合用，会提高前者的血浆药物浓度，使降血糖作用增强，应谨慎联用，谨防低血糖的发生。本处方属联合用药不适宜。

【干预建议】与 CYP3A4/5 强抑制剂合用时，建议将沙格列汀剂量限制在 2.5mg/d。

案例22
【处方描述】

性别:女　年龄:63 岁

临床诊断:冠心病;2 型糖尿病;十二指肠溃疡。

处方内容:

琥珀酸美托洛尔缓释片	47.5mg×28 片	47.5mg	q.d.	p.o.
硫酸氢氯吡格雷片	25mg×28 片	75mg	q.d.	p.o.
瑞格列奈片	1mg×30 片	1mg	t.i.d.	p.o.
盐酸二甲双胍片	0.5g×20 片	0.5g	t.i.d.	p.o.
奥美拉唑肠溶片	20mg×14 片	20mg	q.d.	p.o.

【处方问题】联合用药不适宜。

【机制分析】①奥美拉唑与硫酸氢氯吡格雷存在药物间相互作用,两者均主要通过 CYP2C19 代谢,奥美拉唑会与硫酸氢氯吡格雷的代谢产生竞争,从而减弱其抗血小板作用,增加心血管事件的风险;②体外研究显示,硫酸氢氯吡格雷的酰基 β-葡萄糖醛酸代谢物是 CYP2C8 时间依赖性的强效抑制剂,显著减慢瑞格列奈的代谢,致其血药浓度升高,增加低血糖风险。本处方属联合用药不适宜。

【干预建议】若仍继续使用硫酸氢氯吡格雷,可改用影响小的质子泵抑制剂,如泮托拉唑,并更换瑞格列奈为阿卡波糖,或其他受 CYP2C8 代谢酶影响较小的降糖药,如西格列汀。

案例23
【处方描述】

性别:女　年龄:45 岁

临床诊断:2 型糖尿病;高血压;甲癣。

处方内容:

培哚普利吲达帕胺片	4mg:1.25mg×20 片	1 片	q.d.	p.o.
格列齐特缓释片	60mg×30 片	60mg	q.d.	p.o.
盐酸二甲双胍片	0.5g×20 片	0.5g	t.i.d.	p.o.
伊曲康唑胶囊	0.1g×14 粒	0.2g	b.i.d.	p.o.
盐酸阿莫罗芬乳膏	20g×1 支	0.1g	q.n.	ad.us.ext.

【处方问题】联合用药不适宜。

【机制分析】①伊曲康唑可抑制格列齐特的代谢,导致格列齐特血药浓度升高,降血糖作用增强;②培哚普利可能会增强格列齐特的降血糖作用,正在接受胰岛素或磺酰脲类降糖药的糖尿病患者,使用血管紧张素转换酶抑制药可增强降糖作用;③吲达帕胺与二甲双胍联用增加了二甲双胍引起乳酸性酸中毒的风险,合用时应谨慎。本处方属联合用药不适宜。

【干预建议】应适当减少格列齐特的剂量,并密切监测血糖。

案例 24
【处方描述】

性别:女　年龄:53 岁

临床诊断:2 型糖尿病;糖尿病周围神经病;高甘油三酯血症。

处方内容:

瑞格列奈片	1mg×15 片	1mg	t.i.d.	p.o.
甘精胰岛素注射液	3ml:300U ×1 支	10U	q.n.	i.h.
吉非罗齐胶囊	0.3g×30 粒	0.6g	b.i.d.	p.o.

【处方问题】联合用药不适宜。

【机制分析】瑞格列奈主要由细胞色素 P4502C8 酶(CYP2C8)代谢,而吉非罗齐是一种 CYP2C8 抑制剂,若其与瑞格列奈同服,可能使血液中瑞格列奈曲线下面积(AUC)增加 8.1 倍,血药浓度峰值(C_{max})增加 2.4 倍,消除半衰期($t_{1/2}$)从 1.3 小时延长到 3.7 小时,服药 7 小时后,瑞格列奈血浆浓度增加 28.6 倍,降糖作用增强及作用时间延长,因此,瑞格列奈与吉非罗齐应禁止同时使用。此外,治疗方案中使用的胰岛素,进一步增加低血糖风险。本处方属联合用药不适宜。

【干预建议】将瑞格列奈改为 DPP-4 抑制剂或 α - 糖苷酶抑制剂,联合基础胰岛素治疗,并密切监测血糖。

案例 25
【处方描述】

性别:男　年龄:52 岁

临床诊断:2 型糖尿病周围神经病。

处方内容:

格列美脲片	2mg×60 片	4mg	q.d.	p.o.
盐酸二甲双胍片	0.5g×80 片	0.5g	t.i.d.	p.o.
依帕司他片	50mg×90 片	50mg	t.i.d.	p.o.

| 瑞舒伐他汀钙片 | 10mg×35 片 | 10mg | q.n. | p.o. |
| 瑞格列奈片 | 1mg×90 片 | 1mg | t.i.d. | p.o. |

【处方问题】联合用药不适宜。

【机制分析】格列美脲和瑞格列奈均属于胰岛素促泌剂,药理作用相似。两者虽在分子结构和作用靶位上存在差别,但两者合用的临床证据尚不充分,一般不建议联合使用,以免增加低血糖等不良反应。本处方属联合用药不适宜。

【干预建议】单用一种胰岛素促泌剂,如不能控制血糖,建议加用胰岛素治疗。

案例 26
【处方描述】

性别:女　年龄:60 岁
临床诊断:2 型糖尿病。
处方内容:

精蛋白生物合成人胰岛素注射液	3ml:300U×1 支	15U	q.d.	i.h.
格列吡嗪片	5mg×24 片	5mg	t.i.d.	p.o.
消渴丸	0.25g×210 粒	8 粒	t.i.d.	p.o.

【处方问题】联合用药不适宜。

【机制分析】消渴丸为中西药复方制剂,其降糖有效成分为格列本脲,与格列吡嗪均为磺酰脲类降糖药,两者联用属重复用药,易出现超剂量的情况,加大低血糖风险。本处方属联合用药不适宜。

【干预建议】保留其中一个品种,如单用不能控制血糖,建议加用二甲双胍或其他非胰岛素促泌剂类降糖药治疗。

案例 27
【处方描述】

性别:女　年龄:48 岁
临床诊断:2 型糖尿病。
处方内容:

盐酸二甲双胍片	0.5g×40 片	0.5g	t.i.d.	p.o.
盐酸二甲双胍肠溶胶囊	0.5g×48 片	0.5g	q.d.	p.o.
参芪降糖颗粒	3g×30 袋	3g	t.i.d.	p.o.

【处方问题】联合用药不适宜。

【机制分析】开具同种药品的两种剂型,为重复用药,剂量过大,易导致不良反应的发生。本处方属联合用药不适宜。

【干预建议】与医师沟通,并建议上述二甲双胍选择其中一种,必要时可加用其他类型口服降糖药。

案例 28
【处方描述】

性别:女　年龄:48 岁

临床诊断:2 型糖尿病。

处方内容:

甘精胰岛素注射液	3ml:300U×1 支	10U	q.d.	i.h.
地特胰岛素注射液	3ml:300U×1 支	12U	q.n.	i.h.

【处方问题】联合用药不适宜。

【机制分析】以上两种胰岛素均为超长效胰岛素类似物,作用机制相似。本处方属联合用药不适宜。

【干预建议】建议使用其中一种超长效胰岛素类似物搭配短效胰岛素,以更好更平稳地控制血糖。

案例 29
【处方描述】

性别:男　年龄:54 岁

临床诊断:2 型糖尿病;高脂血症。

处方内容:

门冬胰岛素 30 注射液	3ml:300U×1 支	12U	b.i.d.	i.h.
瑞格列奈片	1mg×30 片	1mg	t.i.d.	p.o.
磷酸西格列汀片	100mg×28 片	100mg	q.d.	p.o.
沙格列汀片	5mg×28 片	5mg	q.d.	p.o.
羟苯磺酸钙胶囊	0.5g×40 粒	0.5g	t.i.d.	p.o.

【处方问题】联合用药不适宜。

【机制分析】西格列汀和沙格列汀属于同一类降糖药,而且该患者还联合应用了胰岛素和瑞格列奈,降糖作用较强,增加低血糖风险。本处方属联合用药不适宜。

【干预建议】应根据患者情况调整治疗方案,减少降糖药使用种类,同一种和同一类药物不要重复开具。

五、遴选药品不适宜

案例 30
【处方描述】

性别:男　年龄:53 岁
临床诊断:乙型肝炎;肝功能不全;2 型糖尿病;恶性肿瘤介入治疗。
处方内容:

艾普拉唑肠溶片	5mg×6 片	10mg	q.d.	p.o.
马来酸恩替卡韦片	0.5mg×7 片	0.5mg	q.d.	p.o.
瑞格列奈片	2mg×30 片	2mg	t.i.d.	p.o.
盐酸二甲双胍片	0.5g×20 片	0.5g	t.i.d.	p.o.

【处方问题】遴选药品不适宜。

【机制分析】根据艾普拉唑药品说明书,因其目前尚无肝肾功能不全者的临床试验资料,因此肝肾功能不全者禁用。此外,瑞格列奈主要经肝脏代谢,重度肝功能异常的患者应禁用;肝功能损害者可能会暴露于较高浓度的瑞格列奈及其代谢产物下,增加低血糖风险,应慎用;该患者诊断为肝功能不全,其严重程度未知,使用时应谨慎。本处方属遴选药品不适宜。

【干预建议】停用艾普拉唑肠溶片,更换对肝功能影响较小的同类药品。密切监测患者血糖水平,若出现低血糖,应及时调整瑞格列奈的剂量或更换其他受肝脏影响较小的降糖药,如那格列奈,严重肝功能不全应改用胰岛素治疗。

案例 31
【处方描述】

性别:男　年龄:79 岁
临床诊断:糖尿病;心力衰竭。
处方内容:

| 盐酸吡格列酮胶囊 | 30mg×7 粒 | 30mg | q.d. | p.o. |
| 琥珀酸美托洛尔缓释片 | 47.5mg×7 片 | 47.5mg | q.d. | p.o. |

【处方问题】遴选药品不适宜。

【机制分析】吡格列酮为噻唑烷二酮类药物,研究显示该类药物应用后心力衰竭发生率增加,心力衰竭[纽约心脏学会(NYHA)心功能分级Ⅱ级以上]病史者禁用。该患者诊断为心力衰竭,严重程度未知,安全起见,不建议使用噻唑烷二酮类药物。本处方属遴选药品不适宜。

【干预建议】可选用二甲双胍、阿卡波糖、瑞格列奈等其他对心脏不良影响较小的降糖药。而心功能严重不全的应改用胰岛素治疗。

案例 32
【处方描述】

性别:男　年龄:60 岁

临床诊断:骨质疏松症;2 型糖尿病。

处方内容:

碳酸钙D$_3$咀嚼片	0.75g×100 片	0.75g	b.i.d.	p.o.
吡格列酮二甲双胍片	15mg/500mg×14 片	1 片	b.i.d.	p.o.

【处方问题】遴选药品不适宜。

【机制分析】复方制剂吡格列酮二甲双胍片中,含有的吡格列酮为噻唑烷二酮类,该类药物的使用能增加骨折的风险,骨质疏松症患者使用该药物有潜在的安全隐患,本处方属遴选药品不适宜。

【干预建议】可更换为其他降糖药,如选用二甲双胍、格列奈类等药物。

案例 33
【处方描述】

性别:女　年龄:36 岁

临床诊断:妊娠;2 型糖尿病。

处方内容:

盐酸罗格列酮片	4mg×7 片	8mg	q.d.	p.o.

【处方问题】遴选药品不适宜。

【机制分析】目前被我国国家药品监督管理局(NMPA)批准用于妊娠期血糖管理的药物只有胰岛素,且罗格列酮药品说明书上明确该药可通过胎盘屏障,可在胎儿组织中测出,怀孕期间不应使用本品。本处方属遴选药品不适宜。

【干预建议】告知医师,经评估后,制订合理的降糖方案,更换胰岛素治疗。

案例34

【处方描述】

性别:男　年龄:60 岁

临床诊断:2 型糖尿病;磺胺过敏史。

处方内容:

格列美脲胶囊	2mg×15 粒	4mg	q.d.	p.o.
盐酸二甲双胍片	0.25g×48 片	0.25g	t.i.d.	p.o.

【处方问题】遴选药品不适宜。

【机制分析】患者有磺胺类药物过敏史,格列美脲由于含有与磺胺类药物相似的基团对氨基苯磺酰胺,说明书明确禁用于对磺胺类过敏者。本处方属遴选药品不适宜。

【干预建议】磺酰脲类降糖药由于含有与磺胺类药物相似的基团对氨基苯磺酰胺,这类型的药物不宜用于对磺胺过敏者。建议将格列美脲更换为其他类降糖药物。

案例35

【处方描述】

性别:男　年龄:60 岁

临床诊断:2 型糖尿病;肠梗阻。

处方内容:

阿卡波糖片	50mg×30 片	50mg	t.i.d.	p.o.
盐酸二甲双胍片	0.25g×48 片	0.25g	t.i.d.	p.o.
瑞格列奈片	1.0mg×30 片	1.0mg	t.i.d.	p.o.

【处方问题】遴选药品不适宜。

【机制分析】阿卡波糖的主要不良反应为胃肠胀气、腹胀、腹泻,禁用于患有 Roemheld 综合征、严重的疝气、肠梗阻和肠溃疡等患者。患者有药物禁忌的疾病史。本处方属遴选药品不适宜。

【干预建议】建议将阿卡波糖更换为其他类降糖药物,或停用阿卡波糖,调整以上药物剂量和频次,监测血糖水平。

案例 36
【处方描述】

性别:男　年龄:45 岁

临床诊断:2 型糖尿病合并酮症;肺部感染。

处方内容:

二甲双胍片	0.5g×20 片	0.5g	b.i.d.	p.o.
格列齐特缓释片	60mg×30 片	60mg	q.d.	p.o.

【处方问题】遴选药品不适宜。

【机制分析】2 型糖尿病合并急性并发症或感染时,严格控制血糖为首要措施,胰岛素治疗为首选,不宜应用口服降糖药。本处方属遴选药品不适宜。

【干预建议】将上述口服降糖药更换为胰岛素。

案例 37
【处方描述】

性别:男　年龄:81 岁

临床诊断:2 型糖尿病。

处方内容:

瑞格列奈片	2mg×30 片	2mg	t.i.d.	p.o.

【处方问题】遴选药品不适宜。

【机制分析】患者为 81 岁的老年 2 型糖尿病患者,选用药物时应特别谨慎,瑞格列奈由于未在 75 岁以上的患者中进行研究,缺乏安全性和有效性数据,不建议使用。本处方属遴选药品不适宜。

【干预建议】停用瑞格列奈,更换为对老年人群影响较小的降糖药物,如那格列奈或阿卡波糖。

案例 38
【处方描述】

性别:男　年龄:1 岁 9 个月

临床诊断:1 型糖尿病。

处方内容:

地特胰岛素注射液	3ml:300U×1 支	1.5U	q.d.	i.h.

【处方问题】遴选药品不适宜。

【机制分析】FDA 批准地特胰岛素用于年龄 2~5 岁的 1 型糖尿病患儿，但目前我国批准 >6 岁的儿童可以使用。本处方属遴选药品不适宜。

【干预建议】建议选用强化胰岛素治疗（基础＋餐时），胰岛素可选用精蛋白生物合成人胰岛素注射液，因为此类胰岛素在儿童中的药动学与成人基本相同，更好把握，引起低血糖机会更小。此外，1 型糖尿病儿童患者采用胰岛素治疗时，其方案应个体化。

六、合并问题

即存在以上多种问题的处方。

案例 39

【处方描述】

性别：男　年龄：43 岁

临床诊断：细菌性肺炎；继发性肺结核；慢性乙型病毒性肝炎；2 型糖尿病；糖尿病周围神经病（相关实验室指标：GPT 246.9U/L，GOT 134.1U/L）。

处方内容：

格列美脲片	2mg×15 片	4mg	q.d.	p.o.
二甲双胍片	0.5g×40 片	1g	t.i.d.	p.o.
阿卡波糖片	0.1g×15 片	0.05g	t.i.d.	p.o.

【处方问题】遴选的药品不适宜；用法、用量不适宜。

【机制分析】格列美脲存在停药指征，二甲双胍用量偏大。①格列美脲对肝胆系统的不良反应为可出现肝酶的升高，对于肝炎的患者可能会发展成肝衰竭。患者相关肝酶的指标已经异常偏高，不建议继续使用格列美脲。②二甲双胍的总用量已经达到 3g/d，超过目前推荐的每日最高剂量 2 250mg，目前尚无相关研究提示二甲双胍 3g/d 的治疗量能够达到最大降糖效果。本处方属遴选药品不适宜，用法、用量不适宜。

【干预建议】根据患者实际肝功能和血糖情况，可以选用胰岛素进行治疗，推荐门冬胰岛素注射液。

案例 40
【处方描述】

性别:男　年龄:64 岁

临床诊断:2 型糖尿病;高血压。

处方内容:

盐酸二甲双胍片	0.5g×200 片	1.5g	t.i.d.	p.o.
甘精胰岛素注射液	3ml:300U×1 支	12U	q.d.	i.h.
赖脯胰岛素注射液	3ml:300U×2 支	10U	b.i.d.	i.h.
复方丹参滴丸	27mg×540 丸	270mg	t.i.d.	p.o.

【处方问题】用法、用量不适宜;适应证不适宜。

【机制分析】①超出说明书使用剂量:二甲双胍成人最大推荐剂量为2 250mg/d。而处方每日总量为 4 500mg,超出正常剂量的 2 倍,大剂量使用容易造成药物在体内积蓄,引起乳酸性酸中毒。②适应证不适宜:复方丹参滴丸为中成药,用于气滞血瘀所致的胸痹,症见胸闷、心前区刺痛;冠心病心绞痛见上述症候者,对于急性发作可以舌下含服。而处方中无相应的中医辨证。本处方属用法、用量不适宜,适应证不适宜。

【干预建议】修改二甲双胍剂量;完善中医诊断。

案例 41
【处方描述】

性别:女　年龄:78 岁

临床诊断:2 型糖尿病。

处方内容:

精蛋白生物合成人胰岛素注射液	3ml:300U×2 支	10U	t.i.d.	i.h.
氯沙坦钾片	50mg×28 片	50mg	q.d.	p.o.
苯磺酸氨氯地平片	5mg×28 片	5mg	q.d.	p.o.
阿卡波糖片	50mg×30 片	50mg	t.i.d.	p.o.
酒石酸美托洛尔片	25mg×40 片	250mg	b.i.d.	p.o.

【处方问题】适应证不适宜;联合用药不适宜;用法、用量不适宜。

【机制分析】①适应证不适宜:氯沙坦钾片、苯磺酸氨氯地平片、酒石酸美托洛尔片均属于心血管疾病用药,处方中无相应临床诊断,无用药指征。②联合用药不适宜:大剂量美托洛尔片可能会掩盖胰岛素引起的低血糖症状,增强降糖效应。③用法、用量不适宜:酒石酸美托洛尔片剂量过大,根据药品说明书,其最大剂量一日不应超过400mg。本处方属适应证不适宜,联合用药不适宜,用法、用量不适宜。

【干预建议】完善临床诊断;根据疾病具体情况调整美托洛尔用药剂量,且患者为老年人,对低血糖的敏感性差,在美托洛尔与胰岛素联用时应密切监测血糖水平,留意低血糖症状,防止低血糖的发生。

案例 42
【处方描述】

性别:女　年龄:73 岁
临床诊断:2 型糖尿病。
处方内容:

阿司匹林肠溶片	0.1g×30 片	0.1g	q.d.	p.o.
门冬胰岛素 30 注射液	3ml:300U×2 支	12U	t.i.d.	i.h.
普萘洛尔	10mg×40 片	10mg	b.i.d.	p.o.
富马酸比索洛尔片	5mg×7 片	5mg	q.d.	p.o.

【处方问题】适应证不适宜;联合用药不适宜。

【机制分析】①适应证不适宜:普萘洛尔、比索洛尔均属于心血管疾病用药,处方中无相应临床诊断,无用药指征。②联合用药不适宜:普萘洛尔可能对糖脂代谢产生不良影响,加重胰岛素抵抗,掩盖低血糖症状,与胰岛素应谨慎联用。阿司匹林为水杨酸类药物,能抑制前列腺素的合成,增强葡萄糖刺激的胰岛素分泌,导致血糖降低,增强胰岛素降糖效应。此外,普萘洛尔和比索洛尔同属于 β 受体拮抗剂,合用作用叠加,不良反应也叠加。本处方属适应证不适宜,联合用药不适宜。

【干预建议】完善临床诊断;普萘洛尔和比索洛尔之间选用其中一种,由于比索洛尔为高心脏选择性 β 受体拮抗剂,对血糖的影响弱于普萘洛尔,本处方中选用比索洛尔更合理。另外在使用过程中应密切监测血糖水平,根据实际情况调整用量。

案例 43

【处方描述】

性别:女   年龄:35 岁

临床诊断:2 型糖尿病;双胎妊娠;妊娠合并慢性高血压。

处方内容:

硝苯地平控释片	30mg×7 片	30mg	q.d.	p.o.
盐酸二甲双胍片	0.5g×40 片	0.5g	t.i.d.	p.o.
多糖铁复合物胶囊	0.15g×20 粒	0.15g	q.d.	p.o.
门冬胰岛素注射液	3ml:300U×2 支	20U	t.i.d.	i.d.
地特胰岛素注射液	3ml:300U×1 支	20U	t.i.d.	i.d.

【处方问题】遴选药品不适宜;用法、用量不适宜;剂型与给药途径不适宜。

【机制分析】①遴选药品不适宜:根据《妊娠合并糖尿病诊治指南(2014)》,妊娠糖尿病首先推荐应用胰岛素控制血糖。口服降糖药二甲双胍未纳入我国妊娠期治疗糖尿病的注册适应证。②用法、用量不适宜:地特胰岛素注射液作用持续 24 小时,每日 3 次使用频率不适宜。③门冬胰岛素注射液、地特胰岛素注射液使用方法是皮下注射,不是皮内注射,给药途径有误。本处方属遴选药品不适宜,用法、用量不适宜,剂型与给药途径不适宜。

【干预建议】停用二甲双胍,根据血糖水平,调整胰岛素治疗的剂量。更改上述胰岛素用法为皮下注射,地特胰岛素使用频次为每日一次。同时严格监测血糖。

案例 44

【处方描述】

性别:女   年龄:67 岁

临床诊断:2 型糖尿病酮症酸中毒;高血糖高渗状态。

处方内容:

酒石酸美托洛尔片	25mg×20 片	25mg	b.i.d.	p.o.
盐酸阿米替林片	25mg×10 片	25mg	q.n.	p.o.
甘精胰岛素注射液	3ml:300U×1 支	8U	q.n.	i.h.
门冬胰岛素注射液	3ml:300U×1 支	4U	t.i.d.	i.h.
雷贝拉唑钠肠溶片	20mg×7 片	20mg	q.d.	p.o.

【处方问题】遴选药品不适宜;剂型与给药途径不适宜;适应证不适宜。

【机制分析】①遴选药品不适宜:患者为糖尿病酮症酸中毒,为糖尿病急性并发症,使用胰岛素有效控制血糖是治疗的关键。目前多采用小剂量普通胰岛素持续静脉滴注的方法来控制病情。此处使用的甘精胰岛素为超长效胰岛素类似物,并不适用。②剂型与给药途径不适宜:门冬胰岛素为超短效胰岛素类似物,用于糖尿病酮症酸中毒宜采用静脉滴注的给药方式,此处皮下注射不合适。③适应证不适宜:阿米替林用于治疗抑郁症,美托洛尔用于治疗心血管疾病,雷贝拉唑钠用于治疗消化系统疾病,处方无相应诊断。本处方属遴选药品不适宜,剂型与给药途径不适宜,适应证不适宜。

【干预建议】建议完善临床诊断,暂停使用甘精胰岛素注射液,根据病情使用小剂量胰岛素静脉持续滴注。

案例45
【处方描述】

性别:女　年龄:50 岁

临床诊断:1 型糖尿病;1 型糖尿病周围神经病。

处方内容:

硝苯地平控释片	30mg×28 片	30mg	q.d.	p.o.
厄贝沙坦/氢氯噻嗪片	0.162 5g×14 片	0.162 5g	q.d.	p.o.
盐酸阿罗洛尔片	10mg×14 片	10mg	b.i.d.	p.o.
羟苯磺酸钙胶囊	0.5g×21 粒	0.5g	t.i.d.	p.o.
复方硫酸亚铁叶酸片	50mg×84 片	200mg	t.i.d.	p.o.

【处方问题】适应证不适宜;遴选药品不适宜。

【机制分析】①适应证不适宜:上述前三种药品均为心血管疾病用药和降压药,复方硫酸亚铁叶酸片适用于缺铁性贫血,此处诊断为糖尿病,无用药指征,属适应证不适宜;②遴选药品不适宜:厄贝沙坦/氢氯噻嗪片一般不作为糖尿病患者降压的首选,因其中的氢氯噻嗪可导致高血糖。本处方属适应证不适宜,遴选药品不适宜。

【干预建议】完善临床诊断,根据患者病情,调整降压药品种类,同时 1 型糖尿病应使用胰岛素治疗,多种疾病共存时应注意低血糖风险。

案例 46

【处方描述】

性别：男　年龄：65 岁

临床诊断：2 型糖尿病。

处方内容：

麝香保心丸	22.5mg×60 丸	225mg	t.i.d.	p.o.
心宝丸	60mg×20 丸	300mg	t.i.d.	p.o.
盐酸二甲双胍片	0.5g×24 片	0.5g	q2h.	p.o.

【处方问题】联合用药不适宜；用法、用量不适宜；适应证不适宜。

【机制分析】①联合用药不适宜：麝香保心丸和心宝丸属于重复用药，两药都含有麝香、人参、肉桂、蟾酥、冰片等，功效相似，均有益气强心、活血通脉作用，两药合用增大了服药剂量，有药物过量的风险。②用法、用量不适宜：麝香保心丸药品说明书推荐剂量为每次 1~2 丸，每日 3 次口服，或症状发作时服用，此处每次 10 丸，剂量过大。二甲双胍每日最大剂量为 2 550mg，此处高达6 000mg/d，超剂量使用，大大增加低血糖和乳酸性酸中毒的风险。③适应证不适宜：麝香保心丸和心宝丸用于心血管疾病，此处方无相应临床诊断，且缺乏中医辨证。本处方属联合用药不适宜，用法、用量不适宜，适应证不适宜。

【干预建议】完善含中医证型在内的临床诊断，建议麝香保心丸和心宝丸选择其中一种药物；调整麝香保心丸和二甲双胍为适宜剂量。

案例 47

【处方描述】

性别：男　年龄：53 岁

临床诊断：2 型糖尿病；慢性肾脏病 3b 期。

处方内容：

格列喹酮片	30mg×24 片	30mg	t.i.d.	p.o.
盐酸二甲双胍片	0.5g×24 片	0.5g	t.i.d.	p.o.
门冬胰岛素 30 注射液	3ml:300U×1 支	早 12U/ 晚 10U	i.h.	

【处方问题】联合用药不适宜；遴选药品不适宜。

【机制分析】①联合用药不适宜：门冬胰岛素 30 注射液属于预混胰岛素，其与磺酰脲类药物联用低血糖发生率较高，不建议联用；②遴选药品不适宜：

慢性肾脏病 3b 期患者 eGFR<45ml/(min·1.73m^2),禁用二甲双胍。本处方属联合用药不适宜,遴选药品不适宜。

【干预建议】停用两种口服降糖药,调整胰岛素剂量,或改为胰岛素多次注射(如基础＋餐时)。

案例48
【处方描述】

性别:男　年龄:59 岁
临床诊断:2 型糖尿病;高脂血症。
处方内容:

克拉霉素片	0.25g×7 片	0.25g	b.i.d.	p.o.
阿托伐他汀钙片	20mg×7 片	20mg	q.n.	p.o.
盐酸吡格列酮片	30mg×7 片	30mg	q.d.	p.o.

【处方问题】联合用药不适宜;适应证不适宜。

【机制分析】①联合用药不适宜:克拉霉素为 CYP3A4 强抑制剂,可抑制阿托伐他汀钙的代谢,提高其血药浓度,从而增加横纹肌溶解的发生风险;吡格列酮主要经 CYP2C8 和 CYP3A4 代谢,与克拉霉素联用,可增加吡格列酮的血浆暴露量,增加低血糖发生风险。②适应证不适宜:克拉霉素为抗菌药物,此处使用属无指征用药。本处方属联合用药不适宜,适应证不适宜。

【干预建议】完善临床诊断,如无细菌感染,则应停用克拉霉素;如需使用克拉霉素,建议适当减少阿托伐他汀钙的使用剂量,密切留意其不良反应情况。更换吡格列酮为其他受细胞色素 CYP3A4 影响较小的降糖药物,如阿卡波糖、二甲双胍等。

案例49
【处方描述】

性别:男　年龄:90 岁
临床诊断:2 型糖尿病肾病。
处方内容:

格列美脲片	2mg×30 片	2mg	b.i.d.	p.o.
伏格列波糖片	0.2mg×30 片	0.4mg	t.i.d.	p.o.
阿卡波糖片	50mg×60 片	0.1g	t.i.d.	p.o.
氯雷他定片	10mg×18 片	10mg	q.d.	p.o.

【处方问题】用法、用量不适宜;联合用药不适宜;适应证不适宜。

【机制分析】①用法、用量不适宜:格列美脲片说明书,每日服用 1 次即可很好地控制糖尿病患者 24 小时的代谢,通常来说用法为每日 1 次顿服,此处给药频次不适宜。伏格列波糖片的用药剂量超过了每日最大量 0.9mg,且患者为 90 岁老年患者,有糖尿病肾病,应注意肾功能情况,用药剂量上应更加谨慎。②联合用药不适宜:伏格列波糖片与阿卡波糖片同属于 α-糖苷酶抑制药,其药理作用机制相似。③适应证不适宜:氯雷他定为抗组胺药,用于缓解过敏反应引起的各种症状,此处方中无相应诊断。本处方属用法、用量不适宜,联合用药不适宜,适应证不适宜。

【干预建议】完善临床诊断,并明确糖尿病肾病分期,调整格列美脲片给药频次,或停用,伏格列波糖片与阿卡波糖片仅推荐保留其中一种,如需使用伏格列波糖片宜降低给药剂量。根据血糖情况及肾功能调整治疗方案。

案例 50

【处方描述】

性别:男　年龄:53 岁

临床诊断:高血压;高尿酸血症;1 型糖尿病。

处方内容:

氢氯噻嗪片	25mg×100 片	25mg	q.d.	p.o.
格列美脲片	2mg×30 片	2mg	q.d.	p.o.
苯溴马隆片	50mg×10 片	50mg	t.i.d.	p.o.

【处方问题】适应证不适宜;遴选药品不适宜;用法、用量不适宜。

【机制分析】①适应证不适宜:格列美脲片为胰岛素促泌剂,适用于胰岛素功能尚存的 2 型糖尿病,而 1 型糖尿病为胰岛素绝对缺乏,依赖于胰岛素的治疗,此处适应证与临床诊断不符;②遴选药品不适宜:氢氯噻嗪片可干扰肾小管排泄尿酸,可引起高尿酸血症,也可造成血糖升高,对于糖尿病合并高尿酸血症的患者并不适宜;③用法、用量不适宜:苯溴马隆片用药频次为每日 1 次,此处给药频次过高。本处方属适应证不适宜,遴选药品不适宜,用法、用量不适宜。

【干预建议】更改格列美脲片为胰岛素,具体降糖方案由临床医师根据患者实际情况调整。选用其他类对血糖、血尿酸影响较小的降压药物。调整苯溴马隆片给药频次为每日 1 次。

第五节 小 结

1. 糖尿病为临床最常见的内分泌代谢疾病,发病率高,已成为严重危害人类健康的慢性病之一。

2. 糖尿病以 2 型糖尿病为主,占发病人数的 95%。

3. 糖尿病药物治疗主要包括口服降糖药、胰高血糖素样肽 -1 受体激动剂及胰岛素制剂。

4. 2 型糖尿病治疗以应用口服降糖药为主,联合用药原则为机制互补,覆盖全血糖谱,不良反应不重叠,联合用药一般不超过 3 种。

5. 胰岛素为最有效的降糖药物,分类包括餐时及基础胰岛素,用药最常见的副作用为低血糖,应注意个体化用药。

6. 降糖药物的处方审核应按照《医疗机构处方审核规范》《医院处方点评管理规范(试行)》等文件,对处方进行合法性、规范性、适宜性审核。

(王 燕 唐 榕)

参考文献

[1] 林果为,王吉耀,葛均波.实用内科学.15 版.北京:人民卫生出版社,2017.

[2] 葛均波,徐永健.内科学.8 版.北京:人民卫生出版社,2013.

[3] 母义明.国内外糖尿病指南与专家共识解读荟萃.长春:吉林大学出版社,2015.

[4] 潘长玉.Joslin 糖尿病学.14 版.北京:人民卫生出版社,2007.

[5] 母义明,郭代红,彭永德,等.临床药物治疗学:内分泌代谢疾病.北京:人民卫生出版社,2017.

[6] 陈新谦,金有豫,汤光.陈新谦新编药物学.18 版.北京:人民卫生出版社,2018.

[7] 吴新荣,杨敏.药师处方审核培训教材.北京:中国医药科技出版社,2019.

[8] 中华医学会糖尿病学分会.中国 2 型糖尿病防治指南(2017 年版).中华糖尿病杂志,2018,10 (1): 4-67.

[9] 母义明,纪立农,李春霖,等.二甲双胍临床应用专家共识(2018 年版).中国糖尿病杂志,2019,27 (3): 161-173.

[10] 中华医学会内分泌学分会.中国成人 2 型糖尿病口服降糖药联合治疗专家共识.中华内分泌代谢杂志,2019,35 (3): 190-199.

[11] 纪立农,邹大进,洪天配,等.GLP-1 受体激动剂临床应用专家指导意见.中国糖尿病杂志,2018,26 (5): 353-361.

[12] 陈诗狄,赵荣生.与胰岛素治疗相关的药物相互作用.药品评价,2015,12(17): 34-37.

[13] 中国医师协会内分泌代谢科医师分会.2 型糖尿病合并慢性肾脏病患者口服降糖药治疗中国专家共识(2019 年更新版).中华内分泌代谢杂志,2019,35 (6): 447-454.

［14］母义明, 杨文英, 朱大龙, 等. 磺脲类药物临床应用专家共识 (2016 年版). 药品评价, 2017, 14 (1): 5-12, 54.

［15］纪立农, 郭立新, 郭晓蕙, 等. 钠 - 葡萄糖共转运蛋白 2 (SGLT2) 抑制剂临床合理应用中国专家建议. 中国糖尿病杂志, 2016, 24 (10): 865-870.

［16］王伟好, 郭立新.《国家基层糖尿病防治管理指南 (2018)》糖尿病胰岛素治疗章节的解读. 中华内科杂志, 2019, 58 (9): 689-691.

［17］中华医学会糖尿病学分会. 中国 1 型糖尿病胰岛素治疗指南. 中华糖尿病杂志, 2016, 8 (10): 591-597.

［18］中华医学会妇产科学分会产科学组, 中华医学会围产医学分会妊娠合并糖尿病协作组. 妊娠合并糖尿病诊治指南 (2014). 中华妇产科杂志, 2014, 49 (8): 561-569.

［19］中国老年医学学会老年内分泌代谢分会, 国家老年疾病临床医学研究中心 (解放军总医院), 中国老年糖尿病诊疗措施专家共识编写组. 中国老年 2 型糖尿病诊疗措施专家共识 (2018 年版). 中华内科杂志, 2018, 57 (9): 626-641.

第三章
甲状腺疾病处方审核案例详解

第一节　甲状腺功能亢进症

一、甲状腺功能亢进症的定义

甲状腺毒症（thyrotoxicosis）是指血液循环中甲状腺激素过多，引起以神经、循环、消化等系统兴奋性增高和代谢亢进为主要表现的一组临床综合征。其中由于甲状腺腺体本身功能亢进，合成和分泌甲状腺激素增加所导致的甲状腺毒症称为甲状腺功能亢进症（hyperthyroidism），而约有 85% 的甲状腺功能亢进症是由毒性弥漫性甲状腺肿（Graves 病）引起的。

二、甲状腺功能亢进症的诊断

（一）临床甲状腺功能亢进症的诊断

①临床高代谢的症状和体征（易激动、烦躁失眠、心悸、乏力、怕热、多汗、消瘦等）；②甲状腺体征：甲状腺肿和 / 或甲状腺结节。少数病例无甲状腺体征。③血清激素：总 T_4（TT_4）、血清游离 T_4（FT_4）、总 T_3（TT_3）、血清游离 T_3（FT_3）增高，血清促甲状腺激素（TSH）降低（一般 <0.1mIU/L）。T_3 型甲状腺功能亢进症时仅有 TT_3、FT_3 升高。

（二）Graves 病的诊断

①临床甲状腺功能亢进症症状和体征；②甲状腺弥漫性肿大（触诊和 B 超证实），少数病例可以无甲状腺肿大；③血清 TSH 浓度降低，甲状腺激素浓度升高；④眼球突出和其他浸润性眼征；⑤胫前黏液性水肿；⑥ TSH 受体抗体（TRAb）或甲状腺刺激性抗体（TSAb）阳性。

以上标准中，①至③项为诊断必备条件，④至⑥项为诊断辅助条件。

三、甲状腺功能亢进症的治疗

主要采取三种治疗方式,分别为抗甲状腺药物(antithyroid drug,ATD)治疗、放射碘治疗和手术治疗。ATD 的作用是抑制甲状腺合成激素,放射碘和手术则是通过破坏甲状腺组织,减少甲状腺激素的产生。我国首选 ATD 药物治疗。

(一) ATD 治疗

主要药物有甲巯咪唑(MMI)、丙硫氧嘧啶(PTU)。作用机制是抑制碘的有机化和甲状腺酪氨酸耦联,减少甲状腺激素的合成。但是对甲状腺内已经合成的激素没有抑制作用。ATD 适用于病情轻、甲状腺轻中度肿大的甲状腺功能亢进症患者。年龄在 20 岁以下、妊娠甲状腺功能亢进症、年老体弱,或合并严重心、肝、肾疾病不能耐受手术者均宜采用 ATD 治疗。

1. 治疗方法　一般情况下为 MMI 30~45mg/d 或 PTU 300~450mg/d,分 3 次口服。MMI 半衰期长,可以每天单次服用。当症状消失,血中甲状腺激素水平接近正常后逐渐减量。由于 T_4 的血浆半衰期为 7 天,加之甲状腺内储存的甲状腺激素释放约需要 2 周时间,所以 ATD 开始发挥作用多在用药 4 周以后。减量时每 2~4 周调整 1 次,每次 MMI 减量 5~10mg(PTU 50~100mg),减至最低有效剂量时维持治疗,最低维持量 MMI 为 5~10mg/d,PTU 为 50~100mg/d,总疗程一般为 1~1.5 年。起始剂量、减量速度、维持剂量和总疗程均有个体差异,需要根据临床实际掌握。近年来提倡 MMI 小量服用法,即 MMI 15~30mg/d,治疗效果与 40mg/d 相同。治疗中应当监测甲状腺激素的水平,但是不能用 TSH 作为治疗目标。因为 TSH 的变化滞后于甲状腺激素水平 4~6 周。阻断-替代服药法是指启动治疗时即采用足量 ATD 和左甲状腺素(L-T_4)并用。其优点是 L-T_4 维持循环甲状腺激素的足够浓度,同时使得足量 ATD 发挥其免疫抑制作用。该疗法是否可以提高 ATD 治疗的缓解率还有争议。

停药时甲状腺明显缩小及 TSAb 阴性者停药后复发率低;停药时甲状腺仍肿大或 TSAb 阳性者停药后复发率高。复发多发生在停药后 3~6 个月内。治疗过程中出现甲状腺功能低下或甲状腺明显增大时可酌情加用 L-T_4 或甲状腺片。

2. 不良反应　抗甲状腺药物的不良反应是皮疹、皮肤瘙痒、白细胞减少症、粒细胞减少症、中毒性肝病和血管炎等。MMI 的不良反应是剂量依赖性的;PTU 的不良反应则是非剂量依赖性的。两药交叉反应发生率 50%。发生白细胞减少($<4.0 \times 10^9 L^{-1}$),但中性粒细胞 $>1.5 \times 10^9 L^{-1}$,通常不需要停药,可以减少抗甲状腺药物剂量,并加用一般升白细胞药物,如维生素 B_4、鲨肝醇等。注意甲状腺功能亢进症在病情还未被控制时也可以引起白细胞减少,所以应当在用药前常规检查白细胞数量作为对照。皮疹和瘙痒的发生率为10%,用抗组胺药多可纠正;如皮疹严重应停药,以免发生剥脱性皮炎。出现关节疼痛者应当停药,否则会发展为"ATD关节炎综合征",即严重的一过性游走性多关节炎。

粒细胞减少症(外周血中性粒细胞绝对计数 $<0.5 \times 10^9 L^{-1}$)是ATD的严重并发症。服用MMI和PTU发生的概率相等,在0.3%左右。老年患者发生本症的危险性增加。多数病例发生在ATD最初治疗的2~3个月或再次用药的1~2个月,但也可发生在服药的任何时间。患者的主要临床表现是发热、咽痛、全身不适等,严重者出现败血症,病死率较高。故治疗中如出现发热、咽痛均要立即检查白细胞。建议在治疗中进行白细胞的定期检查,若中性粒细胞 $<1.5 \times 10^9 L^{-1}$ 应当立即停药。粒细胞集落刺激因子(G-CSF)可以促进骨髓恢复,但是对骨髓造血功能损伤严重的病例效果不佳。在一些情况下,糖皮质激素在粒细胞减少症时也可以使用。PTU和MMI均可以引起本症,两者有交叉反应。所以其中一种药物引起本症,不要换用另外一种药物继续治疗。

中毒性肝病的发生率为0.1%~0.2%,多在用药后3周发生,表现为变态反应性肝炎,转氨酶显著上升,肝脏穿刺可见片状肝细胞坏死,病死率高达25%~30%。PTU引起的中毒性肝病与其引起的转氨酶升高很难鉴别。PTU可以引起20%~30%的患者转氨酶升高,升高幅度为正常值的1.1~1.6倍。另外甲状腺功能亢进症本身也有转氨酶增高,在用药前应检查基础肝功能,以区别是否是药物的不良反应。还有一种罕见的MMI导致的胆汁淤积性肝病,肝脏活体检查肝细胞结构存在,小胆管内可见胆汁淤积,外周有轻度炎症;停药后本症可以完全恢复。

(二) ^{131}I 治疗

1. 适应证　①成人Graves甲状腺功能亢进症伴甲状腺肿大Ⅱ度以上;②ATD治疗失败或过敏;③甲状腺功能亢进症手术后复发;④甲状腺功能亢进症性心脏病或甲状腺功能亢进症伴其他病因的心脏病;⑤甲状腺功能亢进症合并白细胞和/或血小板减少或全血细胞减少;⑥老年甲状腺功能亢进症;⑦甲状腺功能亢进症合并糖尿病;⑧毒性多结节性甲状腺肿;⑨自主功能性甲状腺结节合并甲状腺功能亢进症。

2. 相对适应证　①青少年和儿童甲状腺功能亢进症,用ATD治疗失败、拒绝手术或有手术禁忌证;②甲状腺功能亢进症合并肝、肾等脏器功能损害;③浸润性突眼:对轻度和稳定期的中、重度浸润性突眼可单用 ^{131}I 治疗甲状腺功能亢进症,对进展期患者可在 ^{131}I 治疗前后加用泼尼松。

3. 禁忌证　妊娠和哺乳期妇女。

4. 并发症　^{131}I 治疗甲状腺功能亢进症后的主要并发症是甲状腺功能减

退症。甲状腺功能减退症是 ^{131}I 治疗甲状腺功能亢进症难以避免的结果,选择 ^{131}I 治疗主要是要权衡甲状腺功能亢进症与甲状腺功能减退症后果的利弊关系。发生甲状腺功能减退症后,可以用 L-T$_4$ 替代治疗,可使患者的甲状腺功能维持正常,可以正常生活、工作和学习,育龄期妇女可以妊娠和分娩。由于甲状腺功能减退症并发症的发生率较高,在用 ^{131}I 治疗前需要患者知情并签字同意。医师应同时告知患者 ^{131}I 治疗后有关辐射防护的注意事项。

(三) 其他药物治疗

1. 碘剂 减少碘摄入量是甲状腺功能亢进症的基础治疗之一。过量碘的摄入会加重和延长病程,增加复发的可能性,所以甲状腺功能亢进症患者应当食用无碘食盐,忌用含碘药物和含碘造影剂。复方碘化钠溶液仅在手术前和甲状腺危象时使用。

2. β 受体拮抗剂 作用机制是:①阻断甲状腺激素对心脏的兴奋作用;②阻断外周组织 T$_4$ 向 T$_3$ 的转化,主要在 ATD 治疗初期使用,可较快控制甲状腺功能亢进症的临床症状。通常应用普萘洛尔每次 10~40mg,每 6~8 小时 1 次,2~6 周内停用。

四、特殊情况的治疗原则

(一) 甲状腺危象的治疗

甲状腺危象也称为甲状腺功能亢进症危象,表现为所有甲状腺功能亢进症症状的急骤加重和恶化,多发生于较重甲状腺功能亢进症未予治疗或治疗不充分的患者,常见诱因有感染、手术、创伤、精神刺激等。临床表现有:高热、大汗、心动过速(140 次 /min 以上)、烦躁、焦虑不安、谵妄、恶心、呕吐、腹泻,严重患者可有心力衰竭、休克及昏迷。甲状腺功能亢进症危象的诊断主要靠临床表现综合判断。临床高度疑似本症及有危象前兆者应按甲状腺功能亢进症危象处理。甲状腺功能亢进症危象的病死率在 20% 以上。

治疗:去除诱因。注意保证足够热量及液体补充,每日补充液体 3 000~6 000ml。高热者积极降温,必要时进行人工冬眠。有心力衰竭者使用洋地黄及利尿剂。优先使用 PTU,因为该药可以阻断外周组织中 T$_4$ 向具有生物活性的 T$_3$ 转换。首剂 600mg 口服或经胃管注入,继之 200mg,每 8 小时 1 次;或 MMI 首剂 60mg 口服,继之 20mg,每 8 小时 1 次。使用 ATD 1 小时后使用碘剂,复方碘溶液 5 滴,每 6 小时 1 次,或碘化钠 1.0g,溶于 500ml 液体中静脉滴注,第 1 个 24 小时可用 1~3g。糖皮质激素,如地塞米松 2~5mg,每 6~8 小时静脉滴注 1 次,或氢化可的松 50~100mg,每 6~8 小时静脉滴注 1 次。无心力衰竭者或者心脏泵衰竭被控制后可使用普萘洛尔 20~40mg,每 6 小时 1 次,有心脏泵衰竭者禁用。经上述治疗有效者病情在 1~2 天内明显改善,1 周内恢复,此后碘剂和糖皮质激素逐渐减量,直至停药。在上述常规治疗效果不满意时,可选用腹膜透析、血液透析或血浆置换等措施迅速降低血浆甲状腺激素浓度。

(二) Graves 眼病(Graves' ophthalmopathy,GO)的治疗

GO 的治疗首先要区分病情程度。轻度 GO 病程一般呈自限性,不需要强化治疗,以局部治疗和控制甲状腺功能亢进症为主,如戴有色眼镜减轻畏光症状;使用人工泪液、夜间遮盖角膜以消除角膜异物感,保护角膜;抬高床头减轻眶周水肿;戴棱镜矫正轻度复视。控制甲状腺功能亢进症是基础性治疗,因为甲状腺功能亢进症或甲状腺功能减退症可以促进 GO 进展;应当告知患者戒烟。轻度 GO 是稳定的,一般不发展为中度和重度 GO。

中度和重度 GO 在上述治疗基础上强化治疗,治疗的效果取决于疾病的活动程度。对于处于活动期的病例,治疗可以奏效,例如疾病的急性期或新近发生的炎症、眼外肌障碍等。相反,对于病史较长的病例、慢性突眼、稳定的复视治疗效果不佳,往往需要眼科康复手术矫正。视神经受累是本病最严重的表现,可以导致失明,常用的治疗方案如下:

(1)糖皮质激素:大剂量静脉糖皮质激素(GC)仍是目前治疗中重度活动性 GO 的首选,其疗效及耐受性明显优于口服给药。对于多数患者,静脉甲泼尼龙起始剂量 500mg,每周 1 次,持续 6 周,随后减至 250mg,每周 1 次,持续 6 周,1 个疗程共计 12 周,累积剂量 4.5g。一般而言,静脉糖皮质激素冲击治疗不应持续超过 12 周,甲泼尼龙累计剂量应 <8g。然而,即使糖皮质激素剂量在推荐范围内,其不良反应亦因个体差异而有所不同,故临床医师在选择糖皮质激素治疗上应权衡利弊。若弊大于利时,则应选择停用药物或考虑其他方式的治疗。

(2)眶放射治疗:适应证与糖皮质激素治疗基本相同,有效率 60%,对近期的软组织炎症和近期发生的眼肌功能障碍效果较好。糖尿病和高血压视网膜病变者是眶放射治疗的禁忌证。本疗法可以单独应用或者与糖皮质激素联合使用,联合应用可以增加疗效。

(3)眶减压手术:目的是切除眶壁和 / 或球后纤维脂肪组织,增加眶容积。适应证包括视神经病变可能引起视力丧失;复发性眼球半脱位导致牵拉视神经可能引起视力丧失;严重眼球突出引起角膜损伤。并发症是手术可能引起复视或者加重复视,尤其在手术切除范围扩大者。

(4)控制甲状腺功能亢进症:对甲状腺功能亢进症作根治性治疗(^{131}I 或者手术切除),还是应用 ATD 控制目前尚无定论。

(5)戒烟:吸烟可以加重本病,应当戒烟。

（三）妊娠期甲状腺功能亢进症的治疗

1. 妊娠一过性甲状腺毒症（gestational transient thyrotoxicosis，GTT）　GTT在妊娠期妇女的发生率是 2%~3%。本病发生与人绒毛膜促性腺激素（hCG）的浓度增高有关，hCG 与 TSH 有相同的 α 亚单位、相似的 β 亚单位和受体亚单位，所以 hCG 对甲状腺细胞 TSH 受体有轻度的刺激作用。本症血清 TSH 水平减低，FT_4 或 FT_3 增高。临床表现为甲状腺功能亢进症症状，病情的程度与血清 hCG 水平增高程度相关，但是无突眼，甲状腺自身抗体阴性。严重病例出现剧烈恶心、呕吐，体重下降 5% 以上，严重时出现脱水和酮症。所以也称为妊娠剧吐一过性甲状腺功能亢进症（transient hyperthyroidism of hyperemesis gravidarum，THHG）。多数病例仅需对症治疗，严重病例需要短时 ATD 治疗。

2. 妊娠 Graves 病的诊断　妊娠期表现出高代谢综合征和生理性甲状腺肿均与 Graves 病十分相似，由于甲状腺素结合球蛋白（TBG）升高，血 TT_3、TT_4 亦相应升高，这些均给甲状腺功能亢进症的诊断带来困难。如果体重不随着妊娠月数而相应增加，四肢近端消瘦，休息时心率在 100 次 /min 以上应考虑甲状腺功能亢进症。如血清 TSH 降低，FT_3 或 FT_4 升高可诊断为甲状腺功能亢进症。如果同时伴有浸润性突眼、弥漫性甲状腺肿、甲状腺区震颤或血管杂音、血清 TRAb 或 TSAb 阳性，可诊断为 Graves 病。

3. 甲状腺功能亢进症与妊娠　未控制的甲状腺功能亢进症使妊娠妇女流产、早产、先兆子痫、胎盘早剥等的发生率增加，早产儿、胎儿宫内生长迟缓等的危险性增高。母体的 TSAb 可以通过胎盘刺激胎儿的甲状腺引起胎儿或新生儿甲状腺功能亢进症。所以，如果患者甲状腺功能亢进症未控制，建议不要怀孕；如果患者正在接受 ATD 治疗，血清 TT_3 或 FT_3、TT_4 或 FT_4 达到正常范围，停 ATD 或者应用 ATD 的最小剂量，可以怀孕。如果患者妊娠期间发现患有甲状腺功能亢进症，在告知妊娠及胎儿可能存在的风险后，如患者选择继续妊娠，则首选 ATD 治疗，或者在妊娠 4~6 个月期间手术治疗。妊娠期间应监测胎儿发育，有效地控制甲状腺功能亢进症可以明显改善妊娠的不良结果。

4. 妊娠期的 ATD 治疗　因为 PTU 与血浆蛋白结合比例高，胎盘通过率低于 MMI，PTU 通过胎盘的量仅是 MMI 的 1/4。另外 MMI 所致的皮肤发育不全较 PTU 多见，所以治疗妊娠期甲状腺功能亢进症在孕早期优先选择 PTU，孕中和孕晚期选择 MMI。ATD 治疗妊娠期甲状腺功能亢进症的目标是使用最小有效剂量的 ATD，在尽可能短的时间内达到和维持血清 FT_4 在正常值的上限，避免 ATD 通过胎盘影响胎儿的脑发育。起始剂量 PTU 50~100mg，每日 3 次口服，或 MMI 10~20mg，每日 1 次；监测甲状腺功能，及时减少药物剂量。治疗初期每 2~4 周检查甲状腺功能，以后延长至 4~6 周。血清 FT_4 达到正常后数周 TSH 水平仍可处于抑制状态,因此 TSH 水平不能作为治疗时的监测指标。由于合并使用 L-T$_4$ 后,控制甲状腺功能亢进症 ATD 的剂量需要增加,所以妊娠期间不主张合并使用 L-T$_4$。如果 ATD 治疗效果不佳,对 ATD 过敏,或者甲状腺肿大明显,需要大剂量 ATD 才能控制甲状腺功能亢进症时可以考虑手术治疗。手术时机一般选择在妊娠 4~6 个月。妊娠早期和晚期手术容易引起流产和早产。β 受体拮抗剂如普萘洛尔与自发性流产有关,还可能引起胎儿宫内生长迟缓、产程延长、新生儿心动过缓等并发症,故应慎用。

5. 哺乳期的 ATD 治疗　近 20 年的研究表明,哺乳期应用 ATD 对后代是安全的,使用 PTU 150mg/d 或 MMI 10mg/d 对婴儿脑发育没有明显影响,但是应当监测婴儿的甲状腺功能;哺乳期应用 ATD 进行治疗的母亲,其后代未发现有粒细胞减少、肝功能损害等并发症。母亲应该在哺乳完毕后服用 ATD,之后要间隔 3~4 小时再进行下一次哺乳。

6. 妊娠与 ^{131}I 治疗　妊娠期和哺乳期妇女禁用 ^{131}I 治疗甲状腺功能亢进症。育龄妇女在行 ^{131}I 治疗前一定确定未孕。如果选择 ^{131}I 治疗,治疗后的 6 个月内应当避免怀孕。

(四) 新生儿甲状腺功能亢进症的治疗

Graves 病母亲的 TSAb 可以通过胎盘到达胎儿,引起新生儿甲状腺功能亢进症。TRAb 的滴度超过 30% 或 TSAb 达到 300% 以上时容易发生本病。有些母亲的甲状腺功能亢进症已经得到控制,但是由于循环内 TSAb 存在,依然可以引起新生儿甲状腺功能亢进症。新生儿甲状腺功能亢进症呈一过性,随着抗体消失,疾病自发性缓解,临床病程一般在 3~12 周。

母体 TSAb 可以引起胎儿甲状腺功能亢进症。妊娠 25~30 周胎儿的胎心率 >160 次 /min 提示本病。也可以通过穿刺脐带血检测抗体和甲状腺功能,该检查因为是侵入性检查,所以很少使用。胎儿甲状腺功能亢进症的治疗:妊娠期妇女服用抗甲状腺药物可以控制胎儿甲状腺功能亢进症。开始剂量 PTU 150~300mg/d,1~2 周减少剂量,以控制胎心率 <140 次 /min 为目标。分娩前 PTU 减至 75~100mg/d。注意避免 ATD 过量影响胎儿的脑发育。

新生儿甲状腺功能亢进症一般在出生后数天发作。表现为易激惹、皮肤潮红、高血压、体重增加缓慢、甲状腺肿大、突眼、心动过速、黄疸、心力衰竭。诊断依赖新生儿血清 TT$_4$、FT$_4$、TT$_3$ 的增高。治疗目的是尽快降低新生儿循环血内的甲状腺激素浓度。① MMI 0.5~1.0mg/(kg·d)或者 PTU 5~10mg/(kg·d),每 8 小时 1 次;②普萘洛尔 1~2mg/d,减慢心率和缓解症状;③ Lugol 碘溶液:每 8 小时 1 滴(相当于 8mg 碘)。如果上述治疗在 24~36 小时效果不显著,可以增加 50% 的剂量,并且给予糖皮质激素治疗。

第二节　甲状腺功能减退症

一、甲状腺功能减退症的定义与分类

甲状腺功能减退症（hypothyroidism，简称甲减）是由于甲状腺激素合成和分泌减少或组织作用减弱导致的全身代谢减低综合征。根据病变发生的部位分为原发性甲状腺功能减退症、中枢性甲状腺功能减退症、甲状腺激素抵抗综合征；根据病变的原因分为药物性甲状腺功能减退症、手术后甲状腺功能减退症、^{131}I 治疗后甲状腺功能减退症、特发性甲状腺功能减退症、垂体或下丘脑肿瘤手术后甲状腺功能减退症等；根据甲状腺功能减低的程度分为临床甲状腺功能减退症和亚临床甲状腺功能减退症。

二、甲状腺功能减退症的诊断

1. 甲状腺功能减退症的症状和体征　症状主要表现以代谢率减低和交感神经兴奋性下降为主，病情轻的患者早期可以没有特异症状。典型患者畏寒、乏力、手足肿胀感、嗜睡、记忆力减退、少汗、关节疼痛、体重增加、便秘，女性月经紊乱或者月经过多、不孕等。

2. 实验室检查　血清 TSH 增高，FT_4 减低，原发性甲状腺功能减退症即可以成立。进一步寻找甲状腺功能减退症的原因，如是甲状腺过氧化物酶抗体（TPOAb）阳性，可考虑甲状腺功能减退症的病因为自身免疫性甲状腺炎；血清 TSH 减低或者正常，TT_4、FT_4 减低，考虑中枢性甲状腺功能减退症，促甲状腺激素释放激素（TRH）刺激试验可证实，可进一步寻找垂体和下丘脑的病变。

三、甲状腺功能减退症的治疗目标

原发性甲状腺功能减退症的治疗目标是甲状腺功能减退症的症状和体征消失，TSH、TT_4、FT_4 值维持在正常范围。

四、甲状腺功能减退症的药物治疗

$L-T_4$ 是治疗甲状腺功能减退的主要药物。甲状腺功能减退的患者缺乏内源性甲状腺激素。正常人甲状腺每天大约分泌 85μg 的 T_4。T_3 大约 80%（约 26μg）由外周的 T_4 转换而来，仅有 20%（约 6.5μg）来自于甲状腺直接分泌。目前普遍认为，尽管 T_4 是甲状腺分泌的主要激素，甲状腺激素作用于外组织主要为 T_3 与其核受体结合。$L-T_4$ 治疗甲状腺功能减退症的基本原理是利用外

源的甲状腺素（T_4）在外周组织转换为活性代谢产物 T_3。不推荐单独应用 L-T_3 作为甲状腺功能减退症的替代治疗药物。不推荐常规使用 L-T_4/L-T_3 联合用药治疗甲状腺功能减退症。干甲状腺片是动物甲状腺的干制剂，因其甲状腺激素含量不稳定且 T_3 的含量较大，目前不推荐作为甲状腺功能减退症的首选替代治疗药物。

（一）L-T_4 的治疗剂量

L-T_4 片剂的胃肠道吸收率可达到 70%~80%。L-T_4 片剂半衰期约 7 日，每日 1 次给药，便可以获得稳定的血清 T_4 和 T_3 水平。L-T_4 的治疗剂量取决于患者的病情、年龄、体重，要个体化。成年甲状腺功能减退症患者的 L-T_4 替代剂量为每日 50~200μg，平均每日 125μg。如按照体重计算的剂量是 1.6~1.8μg/（kg·d）；儿童需要较高的剂量，约 2.0μg/（kg·d）；老年患者则需要较低的剂量，大约 1.0μg/（kg·d）；妊娠时的替代剂量需要增加 30%~50%；甲状腺癌术后的患者需要剂量约 2.2μg/（kg·d），以抑制 TSH 到防止肿瘤复发需要的水平。起始的剂量和达到完全替代剂量所需时间要根据年龄、体重和心脏功能状态确定。<50 岁既往无心脏病史患者可以尽快达到完全替代剂量；>50 岁患者服用 L-T_4 前要常规检查心脏功能状态，一般从每日 25~50μg 开始，每日 1 次口服，每 1~2 周复查，每次增加 25μg，直至达到治疗目标。患缺血性心脏病者起始剂量宜小，调整剂量宜慢，防止诱发和加重心脏病。

（二）L-T_4 的服药方法

L-T_4 服药方法是每日晨起空腹服药 1 次，如果剂量大，有不良反应，可以分多次服用。L-T_4 在空肠与回肠被吸收，空腹条件下胃内呈酸性状态，其对后续的小肠吸收至关重要。如果以 TSH 的控制水平为标准，那么不同的服药时间相比较，从吸收最好到最差排序是早餐前 60 分钟、睡前、早餐前 30 分钟、餐时。此外，还要考虑到患者的依从性，例如，尽管空腹服药可能促进 L-T_4 吸收，但可能给患者带来不便。因此，如果不能早餐前 1 小时服用，睡前服药也可选择。L-T_4 与其他药物的服用间隔应当在 4 小时以上，因为有些药物和食物会影响 T_4 的吸收和代谢，如氢氧化铝、碳酸钙、考来烯胺、硫糖铝、硫酸亚铁、食物纤维添加剂等均可影响小肠对 L-T_4 的吸收；苯巴比妥、苯妥英钠、卡马西平、利福平、异烟肼、洛伐他汀、胺碘酮、舍曲林、氯喹等药物可以加速 L-T_4 的清除。甲状腺功能减退症患者同时服用这些药物时，需要增加 L-T_4 用量。

（三）L-T_4 的不良反应

治疗期间，如果按医嘱服药并监测临床和实验室指标，一般不会出现不良反应。如果超过个体的耐受剂量或者过量服药，特别是由于治疗开始时剂量增加过快，可能出现下列甲状腺功能亢进症的临床症状，包括：心动过速、心悸、心律不齐、心绞痛、头痛、肌肉无力和痉挛、潮红、发热、呕吐、月经紊乱、假脑瘤、震颤、坐立不安、失眠、多汗、体重下降和腹泻。在上述情况下,应该减少患者的每日剂量或停药几日。一旦上述症状消失后,患者应小心地重新开始药物治疗。对部分超敏患者,可能会出现过敏反应。

(四) L-T$_4$的禁忌证

1. 对 L-T$_4$ 及其辅料高度敏感者。

2. 未经治疗的肾上腺功能不足、垂体功能不足和甲状腺毒症。

3. 应用 L-T$_4$ 治疗不得从急性心肌梗死期、急性心肌炎和急性全心炎时开始。

4. 妊娠期间,本品不可与抗甲状腺药物联用治疗甲状腺功能抗进症。

(五) L-T$_4$ 的使用注意事项

1. 患有下列疾病时须谨慎使用 L-T$_4$:冠心病、心绞痛、动脉硬化、高血压、垂体功能不足、肾上腺功能不足和自主性高功能性甲状腺瘤。

2. 对合并冠心病、心功能不全或者心动过速性心律不齐的患者必须注意避免应用 L-T$_4$ 引起的甲状腺功能亢进症症状。因此,应该经常对这些患者进行甲状腺激素水平的监测。

3. 对于继发的甲状腺功能减退症,在用 L-T$_4$ 进行替代治疗之前必须确定其原因,必要时,应进行糖皮质激素的补充治疗。

4. 如果怀疑有自主性高功能性甲状腺瘤,治疗开始前应进行 TRH 检查或得到其抑制性核素显像图。

5. 对于患有甲状腺功能减退症和骨质疏松症风险增加的绝经后的妇女,应避免超生理血清水平的左甲状腺素,因此,应密切临测其甲状腺功能。

6. 只有在对甲状腺功能亢进症进行抗甲状腺药物治疗时,可以应用 L-T$_4$ 进行伴随的补充治疗,不得单独使用 L-T$_4$。

7. 一旦确定了 L-T$_4$ 的治疗,建议根据患者临床反应和实验室检查的结果调整其剂量。

8. 罕见的患有遗传性的半乳糖不耐受性、Lapp 乳糖酶缺乏症或葡萄糖-半乳糖吸收障碍的患者,不得服用 L-T$_4$。

9. L-T$_4$ 可能降低降糖药的降血糖效应。因此,开始甲状腺激素治疗时,应经常监测患者的血糖水平,如需要,应该调整降糖药的剂量。L-T$_4$ 能够取代抗凝药与血浆蛋白的结合,从而增强其作用。因此,开始甲状腺腺素治疗时,应定期监测凝血指标,必要时应调整抗凝药的剂量。

10. 服用本品不会影响驾驶和操作机器。

(六) 治疗监测指标

补充甲状腺激素,重新建立下丘脑-垂体-甲状腺轴的平衡一般需要 4~6 周的时间,所以治疗初期,每间隔 4~6 周测定血清 TSH 及 FT_4。根据 TSH 及 FT_4 水平调整 $L-T_4$ 剂量,直至达到治疗目标。治疗达标后,至少需要每 6~12 个月复查 1 次上述指标。

五、特殊情况的治疗原则

(一)亚临床甲状腺功能减退症

1. 亚临床甲状腺功能减退症的诊断　通常缺乏明显的临床症状和体征,诊断主要依赖实验室检查,是指仅有血清 TSH 水平升高,TT_4 和 FT_4 水平正常。根据 TSH 水平,亚临床甲状腺功能减退症可分为两类:轻度亚临床甲状腺功能减退症,TSH<10mIU/L;重度亚临床甲状腺功能减退症,TSH ≥ 10mIU/L。其中,轻度亚临床甲状腺功能减退症占 90%。诊断亚临床甲状腺功能减退症时要排除其他原因引起的血清 TSH 增高。需 2~3 个月重复测定 TSH 及 FT_4、TT_4 水平,TSH 升高且 FT_4、TT_4 正常,方可诊断亚临床甲状腺功能减退症。

2. 亚临床甲状腺功能减退症的治疗原则　重度亚临床甲状腺功能减退症患者,建议给予 $L-T_4$ 替代治疗;治疗的目标和方法与临床甲状腺功能减退症一致。为避免 $L-T_4$ 过量导致心律失常和骨质疏松,替代治疗中要定期监测血清 TSH。轻度亚临床甲状腺功能减退症患者,如果伴有甲状腺功能减退症症状、TPOAb 阳性、血脂异常或动脉粥样硬化性疾病,应予 $L-T_4$ 治疗,不伴有上述情况的患者,定期监测 TSH 的变化。70 岁以上的老年亚临床甲状腺功能减退症患者的治疗目前存在争议。老年重度亚临床甲状腺功能减退症患者推荐给予治疗,而老年轻度亚临床甲状腺功能减退症患者,由于缺乏大规模的多中心前瞻性研究,其临床获益存在不确定性,因此建议密切随访观察,治疗应谨慎选择。

(二)妊娠期甲状腺功能减退症

妊娠期未治疗的临床甲状腺功能减退症对母体和胎儿均有不良影响,包括自然流产、早产、先兆子痫、妊娠高血压、产后出血、低体重儿、死胎、胎儿智力和运动发育受损。妊娠期亚临床甲状腺功能减退症也增加不良妊娠结局发生的危险。妊娠前半期亚临床甲状腺功能减退症与胎儿智力和运动发育损害是否有关尚有争议。甲状腺功能正常单纯 TPOAb 阳性的妊娠早期妇女的流产、早产、后代认知能力发育障碍风险增加。妊娠期亚临床甲状腺功能减退症予 $L-T_4$ 治疗是否可降低流产率和其他并发症尚有争议。

1. 妊娠期甲状腺功能减退症的诊断　由于妊娠期甲状腺激素代谢改变,导致血清甲状腺指标参考值的变化,所以需要建立妊娠期特异的血清甲状腺指标参考范围(简称妊娠期参考值)诊断妊娠期甲状腺疾病。妊娠期临床甲状腺功能减退症诊断标准是:TSH> 妊娠期参考值上限,且 FT_4< 妊娠期参考值下

限。妊娠期亚临床甲状腺功能减退症诊断标准是：TSH> 妊娠期参考值上限，且 FT_4 在正常范围。

2. 妊娠期甲状腺功能减退症的治疗原则　$L-T_4$ 是治疗妊娠期甲状腺功能减退症的首选药物。干甲状腺片和 $L-T_4/L-T_3$ 混合制剂会引起血清 T_4 降低，因此不适用于妊娠期妇女。服用上述药物的患者，在计划妊娠或发现妊娠尽快改为 $L-T_4$ 治疗。既往患有甲状腺功能减退症或亚临床甲状腺功能减退症的育龄妇女计划妊娠，正在服用 $L-T_4$ 治疗，调整 $L-T_4$ 剂量，使 TSH 在正常范围，最好使 TSH<2.5mIU/L 再妊娠。

既往患有甲状腺功能减退症的妇女一旦怀孕，应立即就诊检测甲状腺功能和自身抗体，根据 TSH 水平调整 $L-T_4$ 剂量。如果不能就诊，可以自行增加原有 $L-T_4$ 剂量的 25%~30%，以使妊娠早期 TSH 0.1~2.5mIU/L、妊娠中期 TSH 0.2~3.0mIU/L、妊娠晚期 0.3~3.0mIU/L 及血清 FT_4/TT_4 处于妊娠特异正常范围。妊娠期诊断的临床甲状腺功能减退症，$L-T_4$ 替代剂量高于非妊娠妇女，为 2.0~2.4μg/（kg·d），足量起始或尽快达到治疗剂量。妊娠期诊断的亚临床甲状腺功能减退症，TSH> 正常参考范围上限，不考虑 TPOAb 是否阳性，应开始使用 $L-T_4$ 治疗。治疗的剂量要根据 TSH 水平决定，TSH> 妊娠特异参考值上限，$L-T_4$ 的起始剂量每天 50μg；TSH>8.0mIU/L，$L-T_4$ 的起始剂量每天 75μg；TSH>10mIU/L，$L-T_4$ 的起始剂量每天 100μg。血清 TSH 和 FT_4/TT_4 应在妊娠前半期每 4 周监测 1 次，TSH 平稳可以延长至每 6 周 1 次，$L-T_4$ 剂量应根据 TSH 水平变化调整。临床甲状腺功能减退症患者产后 $L-T_4$ 剂量恢复到妊娠前水平，妊娠期诊断的亚临床甲状腺功能减退症患者产后可以停用 $L-T_4$，均需在产后 6 周复查甲状腺功能及抗体各项指标，以调整 $L-T_4$ 剂量。产后哺乳的甲状腺功能减退症和亚临床甲状腺功能减退症的患者可以服用 $L-T_4$，根据一般人群 TSH 和 FT_4 参考范围调整 $L-T_4$ 剂量。

（三）黏液性水肿昏迷

黏液性水肿昏迷是一种罕见的危及生命的重症，多见于老年患者，通常由并发疾病所诱发。临床表现为嗜睡、精神异常、木僵甚至昏迷、皮肤苍白、低体温、心动过缓、呼吸衰竭和心力衰竭等。本病预后差，病死率达到 20%。

治疗包括：①去除或治疗诱因：感染诱因占 35%。②补充甲状腺激素：可将 $L-T_4$ 片剂磨碎后胃管鼻饲。③保温：避免使用电热毯，因其可以导致血管扩张，血容量不足。④补充糖皮质激素：静脉滴注氢化可的松每天 200~400mg。⑤对症治疗：伴发呼吸衰竭、低血压和贫血采取相应的抢救治疗措施。⑥其他支持疗法。

第三节　常见处方审核案例详解

一、适应证不适宜

> **案例 1**
>
> **【处方描述】**
>
> 性别:女　年龄:21 岁
>
> 临床诊断:甲状腺功能低下。
>
> 处方内容:
>
> 复方碘口服溶液　　5ml　　0.3ml　　q.d.　　p.o.

【处方问题】适应证不适宜。

【机制分析】复方碘口服溶液为治疗地方性甲状腺肿药物,该患者为甲状腺功能低下。本处方属适应证不适宜。

【干预建议】停用复方碘口服溶液,使用左甲状腺素钠片。左甲状腺素钠片为甲状腺功能减退的替代治疗。

> **案例 2**
>
> **【处方描述】**
>
> 性别:女　年龄:50 岁
>
> 临床诊断:亚急性甲状腺炎(中期)。
>
> 处方内容:
>
> 丙硫氧嘧啶片　　50mg×21 片　　50mg　　t.i.d.　　p.o.

【处方问题】适应证不适宜。

【机制分析】亚急性甲状腺炎一般认为与病毒感染有关,典型病程分早期、中期和恢复期。中期时,当甲状腺滤泡内甲状腺激素由于组织结构感染破坏而发生耗竭,甲状腺滤泡组织尚未修复前,血清甲状腺激素浓度降至甲状腺功能减退水平,临床上可转为甲状腺功能减退症。针对一过性甲状腺功能减退症者,可适当给予左甲状腺素替代。本处方属适应证不适宜。

【干预建议】建议改用左甲状腺素钠片。

案例 3
【处方描述】

性别:女　年龄:55 岁

临床诊断:甲状腺癌。

处方内容:

甲巯咪唑　　10mg×7 片　　10mg　　q.d.　　p.o.

【处方问题】适应证不适宜。

【机制分析】甲巯咪唑只能抑制甲状腺激素的合成,无法抑制肿瘤细胞的生长,用于甲状腺癌属于适应证不适宜。本处方属适应证不适宜。

【干预建议】建议根据疾病的情况合理选择治疗手段。

案例 4
【处方描述】

性别:男　年龄:49 岁

临床诊断:甲状腺功能亢进症;骨质疏松症。

处方内容:

左甲状腺素钠片　　50μg×100 片　　50μg　　q.d.　　p.o.

阿仑膦酸钠片　　70mg　　　　　　70mg　　q.w.　　p.o.

【处方问题】适应证不适宜。

【机制分析】左甲状腺素钠片适用于甲状腺功能减退的替代治疗。本处方属适应证不适宜。

【干预建议】停用左甲状腺素钠片,换用其他抗甲状腺功能亢进症的药物。

案例 5
【处方描述】

性别:女　年龄:20 岁

临床诊断:单纯性甲状腺肿。

处方内容:

丙硫氧嘧啶片　　50mg×28 片　　100mg　　b.i.d.　　p.o.

【处方问题】适应证不适宜。

【机制分析】单纯甲状腺肿主要病因为缺碘。本处方属适应证不适宜。

【干预建议】建议停药,适当补碘。

案例6
【处方描述】

性别:女　年龄:50 岁

临床诊断:甲状腺功能亢进症。

处方内容:

丙硫氧嘧啶片	50mg×21 片	50mg	t.i.d.	p.o.
复方硫酸亚铁叶酸片	50mg×84 片	200mg	t.i.d.	p.o.

【处方问题】适应证不适宜。

【机制分析】复方硫酸亚铁叶酸片适用于缺铁性贫血,此处诊断为甲状腺功能亢进症,属于适应证不适宜,无用药指征。本处方属适应证不适宜。

【干预建议】完善临床诊断。

二、用法、用量不适宜

案例7
【处方描述】

性别:男　年龄:6 岁

临床诊断:地方性甲状腺肿。

处方内容:

碘化油胶丸	0.1g×8 丸	0.2g	b.i.d.	p.o.

【处方问题】用法、用量不适宜。

【机制分析】碘化油胶丸为复方制剂,其组分为植物油与碘结合的一种有机碘化合物。该药 7 岁以下儿童每 2~3 年服用 1 次即可,用量为 0.2~0.3g。大量吞入碘化油可引起碘中毒。本处方属用法、用量不适宜。

【干预建议】调整碘化油胶丸用法应为 0.2g 顿服,每 2 年 1 次。

案例 8

【处方描述】

性别:男   年龄:80 岁

临床诊断:肾功能不全;甲状腺功能亢进症。

处方内容:

丙硫氧嘧啶片   50mg×63 片   150mg   t.i.d.   p.o.

【处方问题】用法、用量不适宜。

【机制分析】老年人尤其肾功能不全者用量应减少,该用法、用量偏大。本处方属用法、用量不适宜。

【干预建议】根据患者肾功能及甲状腺功能检验指标及时减少用药剂量。

案例 9

【处方描述】

性别:男   年龄:45 岁

临床诊断:甲状腺功能亢进症。

处方内容:

甲巯咪唑   10mg×42 片   30mg   t.i.d.   p.o.

【处方问题】用法、用量不适宜。

【机制分析】根据甲巯咪唑药品说明书,其治疗初始剂量为一日 20~40mg,q.d. 或 b.i.d 给药,一日最大量 60mg;病情得到改善后可按照需要逐步调整剂量,之后 1 到 2 年的服药剂量为每天 2.5~10mg。该处方一天用量为 90mg,用量过大,且用法为 t.i.d.,属用法、用量不适宜。

【干预建议】建议修改甲巯咪唑的用法、用量,控制日剂量在 60mg 以内,q.d. 或 b.i.d. 服用。

案例 10

【处方描述】

性别:男   年龄:53 岁

临床诊断:肝功能不全;甲状腺功能亢进症。

处方内容:

甲巯咪唑   10mg×28 片   30mg   b.i.d.   p.o.

【处方问题】用法、用量不适宜。

【机制分析】根据甲巯咪唑药品说明书,其治疗初始剂量为一日20~40mg,一日最大量为60mg;病情得到改善后可按照需要逐步调整剂量,在肝功能受损患者中,甲巯咪唑的血浆清除率下降,所以给药剂量应尽可能低,并应对患者进行严密监测。该处方的日剂量为60mg,属于大剂量,用法、用量不适宜。

【干预建议】建议将甲巯咪唑的剂量调整,并应对患者进行严密监测。

案例11
【处方描述】

性别:女　年龄:32岁

临床诊断:甲状腺功能低下。

处方内容:

左甲状腺素钠片　　　50μg×100片　　　50μg　　　q.n.　　　p.o.

【处方问题】用法、用量不适宜。

【机制分析】左甲状腺素钠应于早餐前半小时,空腹将每日剂量一次性用适当液体送服,不适用于晚上用药。本处方属用法、用量不适宜。

【干预建议】患者诊断为甲状腺功能低下,服用左甲状腺素钠片适宜,但应于早餐前半小时,空腹将每日剂量一次性用适当液体送服,不应于晚上服用。

三、联合用药不适宜

案例12
【处方描述】

性别:女　年龄:28岁

临床诊断:地方性甲状腺肿。

处方内容:

复方碘溶液　　　10ml　　　　　　0.1ml　　　q.d.　　　p.o.

碘化钾片　　　10mg×5片　　　5mg　　　q.d.　　　p.o.

【处方问题】联合用药不适宜。

【机制分析】复方碘溶液、碘化钾片均适用于地方性甲状腺肿治疗,两药合用引起碘过量增加风险。本处方属联合用药不适宜。

【干预建议】复方碘溶液、碘化钾片均适用于地方性甲状腺肿治疗,建议只使用一种。

案例 13
【处方描述】

性别:男　年龄:55 岁

临床诊断:甲状腺功能亢进症;心房颤动。

处方内容:

| 丙硫氧嘧啶片 | 50mg×7 片 | 50mg | q.d. | p.o. |
| 华法林片 | 2.5mg×14 片 | 5mg | q.d. | p.o. |

【处方问题】联合用药不适宜。

【机制分析】丙硫氧嘧啶与口服抗凝药合用导致后者疗效增加。本处方属联合用药不适宜。

【干预建议】适当减少华法林用量。

案例 14
【处方描述】

性别:女　年龄:33 岁

临床诊断:孕 28 周;甲状腺功能亢进症。

处方内容:

| 甲巯咪唑 | 5mg×7 片 | 5mg | q.d. | p.o. |
| 左甲状腺素钠片 | 50μg×100 片 | 50μg | q.d. | p.o. |

【处方问题】联合用药不适宜。

【机制分析】妊娠期间,左甲状腺素钠不可与抗甲状腺药物联用治疗甲状腺功能亢进症,本处方属联合用药不适宜。

【干预建议】建议停用左甲状腺素钠片。

案例 15
【处方描述】

性别:男　年龄:79 岁

临床诊断:甲状腺功能减退症;贫血。

处方内容：

| 左甲状腺素钠片 | 50μg×100 片 | 50μg | q.d. | p.o. |
| 琥珀酸亚铁片 | 100mg×20 片 | 100mg | t.i.d. | p.o. |

【处方问题】联合用药不适宜。

【机制分析】两药合用可降低左甲状腺素钠片的生物利用度。铁离子和甲状腺素混合形成难溶性物质。本处方属联合用药不适宜。

【干预建议】应先服用左甲状腺素钠片,至少2小时后再服用琥珀酸亚铁片。

案例 16
【处方描述】

性别:女　年龄:56 岁

临床诊断:甲状腺功能亢进症。

处方内容：

| 甲巯咪唑 | 10mg×7 片 | 10mg | q.d. | p.o. |
| 丙硫氧嘧啶 | 50mg×7 片 | 50mg | t.i.d. | p.o. |

【处方问题】联合用药不适宜。

【机制分析】甲巯咪唑和丙硫氧嘧啶都属于硫代酰胺类药物,其作用机制是大致相同的,本处方属联合用药不适宜。

【干预建议】建议选用其中一种,调整到适宜的用药剂量即可。

案例 17
【处方描述】

性别:男　年龄:43 岁

临床诊断:地方性甲状腺肿。

处方内容：

| 碘化油胶丸 | 0.1g×4 片 | 0.4g | 顿服 | |
| 碘化钾片 | 10mg×7 片 | 5mg | q.d. | p.o. |

【处方问题】联合用药不适宜。

【机制分析】甲状腺具有浓集碘的能力,甲状腺内含碘量约为人体内碘量的 80%,缺碘可引起甲状腺激素合成不足、甲状腺功能减退、甲状腺代偿性肿大;碘过量则引起甲状腺功能亢进。碘化钾片和碘化油胶丸均属补碘药,两种药物联用,会导致补碘过量,仅选择一种药物治疗即可。本处方属联合用药不适宜。

【干预建议】建议医师单用一种补碘药。

案例 18

【处方描述】

性别:男　年龄:60 岁

临床诊断:甲状腺功能亢进症;原发性高血压。

处方内容:

丙硫氧嘧啶片	50mg×21 片	50mg	t.i.d.	p.o.
普萘洛尔片	10mg×21 片	10mg	t.i.d.	p.o.
富马酸比索洛尔片	2.5mg×7 片	2.5mg	q.d.	p.o.

【处方问题】联合用药不适宜。

【机制分析】比索洛尔和普萘洛尔同属于 β 受体拮抗剂,合用作用叠加,不良反应也叠加。本处方属联合用药不适宜。

【干预建议】停用比索洛尔或普萘洛尔。

案例 19

【处方描述】

性别:女　年龄:50 岁

临床诊断:甲状腺功能减退症。

处方内容:

左甲状腺素钠片	50μg×100 片	50μg	q.d.	p.o.
甲状腺片	40mg	10mg	q.d.	p.o.

【处方问题】联合用药不适宜。

【机制分析】左甲状腺素钠片和甲状腺片均用于甲状腺功能减退症的治疗,两者联用易出现超剂量的情况。本处方属联合用药不适宜。

【干预建议】与医师沟通,保留其中一个品种,根据患者情况调整治疗方案。

四、遴选药品不适宜

案例 20
【处方描述】

性别:女　年龄:30 岁
临床诊断:孕 9 周;甲状腺功能亢进症。
处方内容:
复方碘口服溶液　　5ml　　0.2ml　　q.d.　　p.o.

【处方问题】遴选药品不适宜。

【机制分析】复方碘口服溶液妊娠期妇女禁用。本处方属遴选药品不适宜。

【干预建议】复方碘口服溶液妊娠期妇女禁用,《妊娠和产后甲状腺疾病诊断和处理:美国甲状腺学会指南》推荐妊娠早期应首选 PTU。我国《妊娠和产后甲状腺疾病诊治指南》(第 2 版)推荐初始剂量为:PTU 50~300 mg /d,每日分次服用。在使用抗甲状腺药物治疗前应当检查肝功能及血常规,以及用药后常规监测药物的不良反应。

案例 21
【处方描述】

性别:男　年龄:80 岁
临床诊断:重度肝功能不全;甲状腺功能亢进症。
处方内容:
丙硫氧嘧啶片　　50mg×42 片　　100mg　　t.i.d.　　p.o.

【处方问题】遴选药品不适宜。

【机制分析】严重肝功能不全者禁用丙硫氧嘧啶。本处方属遴选药品不适宜。

【干预建议】改用甲巯咪唑,并根据患者肝功能及甲状腺功能检测指标及时调整用药剂量。

案例22

【处方描述】

性别:女 年龄:28 岁

临床诊断:孕 10 周;甲状腺功能亢进症。

处方内容:

甲巯咪唑   5mg×7 片   5mg   q.d.   p.o.

【处方问题】遴选药品不适宜。

【机制分析】甲巯咪唑可通过胎盘屏障,引起胎儿发育畸形,主要是皮肤发育不全和"甲巯咪唑相关的胚胎病",包括鼻后孔和食管的闭锁,颜面畸形,不宜用于孕早期。本处方属遴选药品不适宜。

【干预建议】孕早期建议选用丙硫氧嘧啶作为甲状腺功能亢进症的一线治疗药物。

案例23

【处方描述】

性别:女 年龄:28 岁

临床诊断:甲状腺功能亢进症;孕 28 周。

处方内容:

丙硫氧嘧啶片   50mg×42 片   50mg   t.i.d.   p.o.

【处方问题】遴选药品不适宜。

【机制分析】美国 FDA 报告,丙硫氧嘧啶可能引起肝脏损害,甚至导致急性肝衰竭。根据美国内分泌学会发布的指南,丙硫氧嘧啶虽作为孕期甲状腺功能亢进症的一线治疗药物,但其有肝毒性,应在孕早期结束后,将丙硫氧嘧啶换为甲巯咪唑。本处方属遴选药品不适宜。

【干预建议】建议换成甲巯咪唑。

五、合并问题

即存在以上多种问题的处方。

案例 24

【处方描述】

性别:男　年龄:56 岁

临床诊断:地方性甲状腺肿。

处方内容:

复方碘口服溶液	10ml	1ml	b.i.d.	p.o.
板蓝根颗粒	6 包	1 包	b.i.d.	p.o.

【处方问题】用法、用量不适宜;适应证不适宜。

【机制分析】①超出药品说明书使用剂量:复方碘口服溶液使用剂量为每日 0.1~0.5ml,2 周为 1 个疗程。大剂量使用容易造成碘摄取过量,引起甲状腺功能亢进症。②适应证不适宜:板蓝根颗粒功效为清热解毒,凉血利咽,用于肺胃热盛所致的咽喉肿痛、口咽干燥;急性扁桃体炎见上述症候者,而处方中无相应的中医辨证。本处方属用法、用量不适宜,适应证不适宜。

【干预建议】修改复方碘口服溶液剂量;完善诊断。

案例 25

【处方描述】

性别:男　年龄:57 岁

临床诊断:2 型糖尿病。

处方内容:

盐酸二甲双胍片	0.5g×24 片	1.5g	t.i.d.	p.o.
左甲状腺素钠片	50μg×100 片	50μg	q.d.	p.o.

【处方问题】适应证不适宜;用法、用量不适宜。

【机制分析】患者诊断为 2 型糖尿病,服用二甲双胍片控制血糖治疗合理,但二甲双胍片成人最大推荐剂量为 2 250mg/d,而处方每日总量为 4 500mg,超出正常剂量的 2 倍,大剂量使用容易造成药物在体内蓄积,易引起乳酸性酸中毒。并且患者甲状腺功能正常,无适应证服用左甲状腺素钠片。本处方属适应证不适宜,用法、用量不适宜。

【干预建议】建议停用左甲状腺素钠片。同时修改二甲双胍剂量,完善诊断。

第四节 小 结

1. 甲状腺功能亢进症系指体内甲状腺激素分泌过多,引起以神经、循环、消化等系统兴奋性增高和代谢亢进为主要表现的一组疾病。而甲状腺功能减退症则是由于甲状腺激素合成和分泌减少或组织作用减弱导致的全身代谢减低综合征。

2. 甲状腺功能亢进症可进行抗甲状腺药物治疗、放射碘和手术治疗。我国首选抗甲状腺药物治疗,主要药物有甲巯咪唑、丙硫氧嘧啶。而甲状腺功能减退症的主要治疗药物是左甲状腺素。

3. 甲状腺功能亢进症与甲状腺功能减退症的处方审核应按照《医疗机构处方审核规范》《医院处方点评管理规范(试行)》等文件,对处方进行合法性、规范性、适宜性审核。

(谭湘萍)

参考文献

[1] 林果为,王吉耀,葛均波.实用内科学.15版.北京:人民卫生出版社,2017.

[2] 葛均波,徐永健,王辰.内科学.9版.北京:人民卫生出版社,2018.

[3] 中华医学会内分泌学分会.成人甲状腺功能减退症诊治指南.中华内分泌代谢杂志,2017,33 (2): 167-180.

[4] 中华医学会内分泌学分会《中国甲状腺疾病诊疗指南》编写组.中国甲状腺疾病诊治指南——甲状腺功能亢进症.中华内科杂志,2007,46 (10): 876-882.

[5] BARTALENA L, BALDESCHI L, BOBORIDIS K, et al. The 2016 European Thyroid Association/European Group on Graves' orbitopathy guidelines for the management of Graves' orbitopathy. Eur Thyroid J, 2016, 5 (1): 9-26.

第四章

骨质疏松症处方审核案例详解

第一节　骨质疏松症概述

一、骨质疏松症的定义与分类

骨质疏松症(osteoporosis)是一种以骨量减少,骨组织微结构损坏,导致骨脆性增加,易发生骨折为特征的全身性骨病,是最常见的骨骼疾病。其病因包括内分泌因素(如性激素低下或甲状旁腺激素升高等)、生活方式不良及遗传因素等。本病主要的病理特点是单位体积内骨量减少而骨矿物质的比例仍正常或基本正常,表现为骨小梁变细、数量减少、间隙增大,骨皮质变薄,骨脆性增加。

骨质疏松症按发病机制可分为原发性骨质疏松症和继发性骨质疏松症,原发性骨质疏松症包括绝经后骨质疏松症(Ⅰ型)、老年骨质疏松症(Ⅱ型)和特发性骨质疏松症(包括青少年型)。绝经后骨质疏松症一般发生在女性绝经后 5~10 年;老年骨质疏松症是指 70 岁以后发生的骨质疏松症;特发性骨质疏松症主要发生在青少年,病因尚未明确。继发性骨质疏松症指由影响骨代谢的疾病或药物及其他明确病因导致的骨质疏松症。

骨质疏松症多发于老年人,特别是绝经后女性。研究报道,2016 年中国 60 岁以上人群的骨质疏松症患病率达到 36%,其中男性为 23%,女性为 49%。随着社会人口老龄化越来越严重,骨质疏松症已成为我国乃至全球的重要公共健康问题。

二、骨质疏松症的临床表现

骨质疏松症初期通常没有明显的临床症状,但随着病情进展,骨量不断丢失,骨微结构破坏,患者会出现全身酸痛或行动时骨痛,身高缩短或脊柱变形(驼背),甚至发生脆性骨折等后果。骨折发生的常见部位为椎体(胸、腰椎)、髋部（股骨近端）、前臂远端和肱骨近端，其他部位亦可发生骨折。除此之外，还可有牙齿松动、脱落，指甲变软，抽筋等表现。严重者常常感觉乏力，行走困难。部分患者可没有临床症状，仅在发生骨质疏松性骨折等严重并发症后才被诊断为骨质疏松症。

三、骨质疏松症的诊断

根据全面的病史采集、体格检查、骨密度测定、影像学检查及必要的生化测定，可诊断骨质疏松症。骨质疏松症的诊断主要基于骨密度测量结果和 / 或脆性骨折。

（一）基于骨密度测定的诊断

骨密度是指单位体积（体积密度）或者是单位面积（面积密度）所含的骨量。目前临床和科研常用的骨密度测量方法有双能 X 射线吸收法（dual energy X-ray absorptiometry，DXA）、定量计算机断层成像（quantitative computed tomography，QCT）、外周 QCT（peripheral quantitative computed tomography，pQCT）和定量超声（quantitative ultrasound，QUS）等。DXA 测量的骨密度是目前确诊骨质疏松症的主要诊断指标。具体标准参照 WHO 推荐的诊断标准，如表 4-1 所示。

表 4-1　基于 DXA 测定骨密度分类标准（WHO）

分类	T 值
正常	T 值 $\geqslant$ –1.0
低骨量	–2.5< T 值 <–1.0
骨质疏松	T 值 $\leqslant$ –2.5
严重骨质疏松	T 值 $\leqslant$ –2.5+ 脆性骨折

注：T 值 =（实测值 – 同种族同性别正常青年人峰值骨密度）/ 同种族同性别正常青年人峰值骨密度的标准差；DXA. 双能 X 射线吸收法。

（二）基于脆性骨折的诊断

脆性骨折是指受到轻微创伤或日常活动中发生的骨折。如发生了髋部或椎体脆性骨折，无论骨密度是否正常，临床上即可诊断为骨质疏松症。具体诊断标准如表 4-2 所示。

表 4-2 骨质疏松症诊断标准

骨质疏松症的诊断标准（符合以下三条中之一者）
髋部或椎体脆性骨折
DXA 测量的中轴骨骨密度或桡骨远端 1/3 骨密度的 T 值 ≤ –2.5
骨密度测量符合低骨量（–2.5<T 值 <–1.0))＋肱骨近端、骨盆或前臂远端脆性骨折

注：DXA. 双能 X 射线吸收法。

四、骨质疏松症的防治目标

骨质疏松症的主要防治目标包括改善骨骼的生长和发育，在成年期达到理想的峰值骨量；防止增龄性骨量减少，维持骨量和骨质量；预防跌倒和骨折。骨质疏松症初级预防是指对于尚无骨质疏松症但具有骨质疏松症危险因素者，应防止或延缓其发展为骨质疏松症并避免发生第一次骨折；骨质疏松症二级预防和治疗针对已有骨质疏松症或已经发生过脆性骨折的患者，其防治目的是避免发生骨折或再次骨折。

五、骨质疏松症的防治措施

骨质疏松症的防治措施主要包括基础措施、药物治疗和康复治疗。

（一）基础措施

基础措施包括调整生活方式（如加强营养，选择富含钙、低盐和适量蛋白质的均衡饮食，有足够的日照，规律运动，戒烟、酒和避免使用影响骨代谢的药物等）和骨健康基本补充剂（主要有钙剂和维生素 D）。

（二）药物治疗

中华医学会骨质疏松和骨矿盐疾病分会在 2017 年发布的《原发性骨质疏松症诊疗指南》推荐，有以下适应证的患者应进行药物治疗（表 4-3）。

表 4-3 抗骨质疏松症药物治疗适应证

抗骨质疏松症药物治疗适应证
发生椎体脆性骨折（临床或无症状）或髋部脆性骨折者
DXA 骨密度（腰椎、股骨颈、全髋部或桡骨远端 1/3）T 值 ≤ –2.5，无论是否有过骨折
骨量低下者（骨密度：–2.5<T 值 <–1.0），具备以下情况之一： 　　发生过某些部位的脆性骨折（肱骨上段、前臂远端或骨盆） 　　FRAX® 工具计算出未来 10 年髋部骨折概率 ≥ 3% 或任何主要骨质疏松性骨折发生概率 ≥ 20%

注：DXA. 双能 X 射线吸收法；FRAX. 骨折风险评估工具。

　　骨质疏松症的治疗药物通常首选阿仑膦酸钠、唑来膦酸、利塞膦酸钠和地诺单抗等广谱药物。对于低、中度骨折风险者（如年轻的绝经后妇女，骨密度水平较低但无骨折史）首选口服剂型。若患者口服不能耐受，依从性欠佳及具有高骨折风险（如多发椎体骨折或髋部骨折的老年患者、骨密度极低的患者），则可考虑使用注射药物治疗。对仅有椎体骨折高风险，而非椎体骨折风险不高的患者，可考虑选用性激素补充治疗或选择性雌激素受体调节剂（selected estrogen receptor modulator，SERM）。新发骨折伴疼痛的患者可短期使用降钙素治疗。中药虽然可以在一定程度上缓解临床症状，减轻骨痛，但其改善骨密度、降低骨质疏松性骨折的证据尚不足，疗效和安全性需进一步研究。

　　（三）康复治疗

　　骨质疏松症的康复治疗主要有运动疗法、物理因子治疗、作业疗法及康复工程等。运动疗法是指跑步、游泳等运动；物理因子治疗包括脉冲电磁场、体外冲击波、全身振动、紫外线等；作业疗法以针对骨质疏松症患者的康复宣教为主；康复工程指行动不便者可选用拐杖、助行架等辅助器具，以提高行动能力，减少跌倒发生。

第二节　骨质疏松症的药物治疗

一、治疗药物

　　抗骨质疏松症药物按作用机制可分为①骨吸收抑制剂：双膦酸盐、降钙素、雌激素、选择性雌激素受体调节剂和 RANKL 抑制剂等；②骨形成促进剂：甲状旁腺激素类似物等；③其他机制类药物：活性维生素 D 及其类似物、维生素 K_2 类和锶盐等；④传统中药。根据患者骨折风险的不同可以选择不同类型的药物，下面分述各类抗骨质疏松症药物。

　　（一）双膦酸盐类

　　1. 作用机制及药效评价　双膦酸盐类药物与骨骼羟磷灰石的亲和力高，能够特异性结合到骨重建活跃的骨表面，抑制破骨细胞的活性，诱导破骨细胞凋亡，从而抑制骨吸收。双膦酸盐类药物是多数骨质疏松症患者的首选药物，可用于骨吸收明显增强的代谢性骨病，亦可用于高转换型原发性和继发性骨质疏松症、绝经妇女骨质疏松症和老年男性骨质疏松症等。临床研究发现，只输注 1 次唑来膦酸可使患者 3 年后的髋部骨密度升高 3.8%，临床骨折症状降低 32%，并使椎体新发影像学骨折发生率降低约 68%；而连续 3 年输注 3 次的患者髋部骨密度可提高 6.2%。

2. 用法、用量　目前用于治疗骨质疏松症的双膦酸盐类药物主要包括阿仑膦酸钠、唑来膦酸、利塞膦酸钠、伊班膦酸钠、依替膦酸二钠和氯膦酸二钠等。不同双膦酸盐类药物之间抑制骨吸收的效力差别很大，因此临床上不同双膦酸盐类药物使用剂量及用法也有所差异，常用双膦酸盐类药物及用法、用量见表4-4。

表4-4　常用双膦酸盐类药物及用法、用量

药物	每片/瓶剂量/mg	每次剂量/mg	服药次数	用药时间及方法
阿仑膦酸钠片剂	10	10	每日1次	空腹服用，服药后30分钟内避免平卧，服药期间避免进食牛奶、果汁等
阿仑膦酸钠肠溶片	70	70	每周1次	
阿仑膦酸钠 D_3 片	70	70	每周1次	
唑来膦酸注射剂	5	5	每年1次	静脉滴注至少15分钟以上，药物使用前应充分水化
利塞膦酸钠片剂	5	5	每日1次	空腹服用，服药30分钟内不宜卧床
	35	35	每周1次	
伊班膦酸钠注射剂	1	2	每3个月1次	静脉滴注药物前注意充分水化；口服片剂应空腹服用
伊班膦酸钠片剂	150	150	每月1次	
依替膦酸二钠片剂/胶囊	200	200	每日2次	两餐间服用，需间断、周期性服药
氯膦酸二钠胶囊	400	400~800	每日1~2次	空腹服用

3. 不良反应

(1)胃肠道不良反应：口服双膦酸盐后少数患者可能发生上腹疼痛、反酸等轻度胃肠道反应，需严格按药品说明书提示的方法服用。活动性胃及十二指肠溃疡患者、反流性食管炎患者、功能性食管活动障碍患者慎用。

(2)一过性"流感样"症状：首次口服或静脉输注含氮双膦酸盐可出现一过性类流感样不良反应，包括发热、骨痛和肌痛等。症状多在用药3天内明显缓解。

(3)肾脏毒性：双膦酸盐类药物大多数经肾脏排泄，肾功能异常的患者应慎用或酌情减少剂量。尽可能使患者水化，静脉输注唑来膦酸时间应不少于15分钟，伊班膦酸钠静脉输注时间不少于2小时。

(4)下颌骨坏死。

(5)非典型股骨骨折。

4. 禁忌证　常用双膦酸盐类药物的禁忌证见表 4-5。

表 4-5　双膦酸盐类常用药物禁忌证

药物	禁忌证
阿仑膦酸钠	导致食管排空延迟的食管疾病,例如食管狭窄或迟缓不能;不能站立或坐直 30 分钟者;对本品任何成分过敏者;肌酐清除率小于 35ml/min 者;妊娠期妇女和哺乳期妇女
唑来膦酸	对本品任何成分过敏者;肌酐清除率小于 35ml/min 者;妊娠期妇女和哺乳期妇女;低钙血症患者
利塞膦酸钠	导致食管排空延迟的食管疾病,例如食管狭窄或迟缓不能;不能站立或坐直 30 分钟者;对本品任何成分过敏者;肌酐清除率小于 35ml/min 者;妊娠期妇女和哺乳期妇女
伊班膦酸钠	肌酐清除率小于 35ml/min 或血肌酐大于 442μmol/L(5mg/dl)者;对本品或其他双膦酸类药物过敏者;妊娠期妇女及哺乳期妇女
依替膦酸二钠	肌酐清除率小于 35ml/min 者;骨软化者;严重肝功能不全者;对本品或其他双膦酸类药物过敏者;妊娠期妇女及哺乳期妇女
氯膦酸二钠	肌酐清除率小于 35ml/min 者;骨软化者;对本品或其他双膦酸类药物过敏者;儿童、妊娠期妇女及哺乳期妇女

5. 特殊人群使用注意事项　常用双膦酸盐类药物特殊人群的使用方法见表 4-6。

表 4-6　双膦酸盐类药物特殊人群使用方法

药物	妊娠期及哺乳期妇女	老年人	儿童	肝/肾功能不全患者
阿仑膦酸钠	尚未确定在妊娠期及哺乳期妇女中用药的安全有效性,不宜用于这类患者	老年患者或伴有轻至中度肾功能不全的患者(肌酐清除率 30~60ml/min)不需要调整剂量	不适用于儿童	肌酐清除率小于 35ml/min 者不推荐使用
唑来膦酸	妊娠期及哺乳期妇女不宜使用	老年人不需调整剂量	儿童用药的安全性与有效性尚未确立	肌酐清除率小于 35ml/min 者不推荐使用

续表

药物	妊娠期及哺乳期妇女	老年人	儿童	肝/肾功能不全患者
利塞膦酸钠	妊娠期妇女用药的安全有效性尚未确立,酌情使用;本品对哺乳婴儿有严重的不良反应,哺乳期妇女应停药或停止哺乳	老年人与年轻人在使用本品时无安全性和有效性的差异,但不排除老年人个体对本品具有高敏感性	儿童用药的安全性与有效性尚未确立	肌酐清除率小于35ml/min者不推荐使用
伊班膦酸钠	不能排除对胎儿或哺乳期婴儿的风险,妊娠期及哺乳期妇女禁用	老年人与年轻人在使用本品时无安全性和有效性的差异,但不排除老年人个体对本品具有高敏感性	儿童用药的安全性与有效性尚未确立	肌酐清除率小于35ml/min或血肌酐大于442μmol/L(5mg/dl)者不推荐使用
依替膦酸二钠	动物实验可引起骨骼畸形,药物可经乳汁排泄,故妊娠期及哺乳期妇女禁用	适当减量	长期用可能影响骨代谢,慎用	肌酐清除率小于35ml/min者、严重肝功能不全者不推荐使用
氯膦酸二钠	妊娠期及哺乳期妇女用药的安全有效性尚未确立,酌情使用	老年人不需调整剂量	儿童用药的安全性与有效性尚未确立	肌酐清除率小于35ml/min者不推荐使用

（二）降钙素类

1. 作用机制及药效评价　降钙素（calcitonin）是一种钙调节激素,能抑制破骨细胞的生物活性,减少破骨细胞数量,从而减少骨量丢失并增加骨量。降钙素类药物的另一突出特点是能明显缓解骨痛,对骨质疏松症及其骨折引起的骨痛有效,因而更适用于有疼痛症状的患者,是治疗骨质疏松症的二线用药。

2. 用法、用量　目前应用于临床的降钙素类制剂有两种:鳗鱼降钙素类似物（依降钙素）和鲑降钙素,其中鲑降钙素最为常用。常用的降钙素类药物的用法、用量见表4-7。

表 4-7　常用的降钙素类药物的用法、用量

药物	每支/瓶剂量	每次剂量	服药次数	用药时间及方法
依降钙素注射剂	20U 10U	20U 10U	每周 1 次 每周 2 次	肌内注射 肌内注射
鲑降钙素鼻喷剂	4 400IU	200IU	每日 1 次或隔日 1 次	喷鼻
鲑降钙素注射剂	50IU	50~100IU	每日 1 次	皮下或肌内注射

3. 不良反应

(1)降钙素总体安全性良好,少数患者使用后出现面部潮红、恶心等不良反应,偶有过敏现象,可按照药品说明书的要求,确定是否做过敏试验。

(2)2012 年欧洲药品管理局人用药委员会通过 Meta 分析发现,长期使用(6 个月或更长时间)鲑降钙素口服或鼻喷剂型与恶性肿瘤风险轻微增加相关,但无法肯定该药物与恶性肿瘤之间的确切关系。鉴于其潜在增加肿瘤风险的可能,鲑降钙素连续使用时间一般不超过 3 个月。

4. 禁忌证　对鲑降钙素、依降钙素或药品中任何赋形剂过敏者。

5. 特殊人群使用注意事项　降钙素类药物特殊人群使用方法见表 4-8。

表 4-8　降钙素类药物特殊人群使用方法

药物	妊娠期及哺乳期妇女	老年人	儿童	肝/肾功能不全患者
依降钙素注射剂	妊娠期妇女或可能妊娠的妇女及哺乳期妇女,应权衡利弊慎重用药	通常老年患者生理功能降低,故应注意用量	尚未确立对低出生体重儿、新生儿、乳儿、幼儿及小儿用药的安全性	肝功能异常者慎用
鲑降钙素注射剂	缺乏在妊娠或哺乳期妇女中的使用经验,故不推荐使用	在治疗老年患者的大量临床经验中没有发现老年人的耐受性降低,或需调整用药剂量的证据	除非医师认为有长期治疗的指征,一般治疗时间不要超过几周	尽管未对肝、肾功能损害的患者进行正式的研究,但可不调整用药剂量

(三)绝经激素治疗

1. 作用机制及药效评价　绝经激素治疗主要指雌激素加孕激素治疗,能

抑制骨转换,减少骨丢失,降低骨质疏松性椎体、非椎体及髋部骨折的风险,是防治绝经后骨质疏松症的有效措施。主要适用于骨折风险高的相对较年轻的绝经后妇女,特别是伴有潮热、盗汗等绝经症状的患者。绝经激素治疗一般不超过 5 年。研究发现激素治疗 5 年可有效降低 50%~80% 的椎体骨折及 25% 的非椎体骨折。

2. 用法、用量 常用的雌激素类药物品种为替勃龙和结合雌激素,具体用法、用量见表 4-9。

表 4-9 常用的雌激素类药物的用法、用量

药物	每片剂量/mg	每次剂量/mg	服药次数	用药时间及方法
替勃龙片	2.5	2.5	每日 1 次	最好能固定每日在同一个时间服用
结合雌激素片	0.3 0.625	0.3 开始	每日 1 次	从最低有效剂量开始,随后的剂量要基于患者个体临床反应和骨密度的反应进行调整

3. 不良反应

(1)子宫内膜癌:有研究证实对有子宫的妇女长期只补充雌激素,可能增加子宫内膜癌的风险;若补充雌激素的同时适当补充孕激素,子宫内膜癌的风险不再增加。所以,有子宫的妇女应用雌激素治疗时必须联合应用孕激素。

(2)乳腺癌:乳腺癌发病的相关因素很多,与绝经激素治疗相关的乳腺癌风险很低,但雌激素加孕激素治疗组 5 年后乳腺癌风险有所增加。关于绝经激素治疗的全球共识指出,激素治疗与乳腺癌的关系主要取决于孕激素及其应用时间长短。乳腺癌是绝经激素治疗的禁忌证。

(3)心血管疾病:绝经激素治疗不用于心血管疾病的预防。无心血管病危险因素的女性,60 岁以前或绝经不到 10 年开始激素治疗,可能对其心血管有一定的保护作用;已有心血管损害,或 60 岁后再开始激素治疗,则没有此保护作用。

(4)血栓:绝经激素治疗轻度增加血栓风险。血栓是激素治疗的禁忌证。

(5)体重增加。

4. 禁忌证 雌激素类药物禁忌证见表 4-10。

表 4-10 常用的雌激素类药物的禁忌证

药物	禁忌证
替勃龙片	(1)怀孕期和哺乳期妇女禁用。 (2)原已确诊乳腺癌或怀疑乳腺癌。一项空白对照临床研究报道替勃龙增加了乳腺癌复发的风险。 (3)已确诊或怀疑雌激素依赖性恶性肿瘤(如子宫内膜癌)。 (4)不明原因的阴道出血。 (5)未治疗的子宫内膜增生。 (6)先天或新近发生的静脉血栓(深静脉血栓、肺栓塞)。 (7)活动或近期发生的动脉血栓性疾病(如心绞痛、心肌梗死、脑卒中或短暂性脑缺血发作)。 (8)急性肝脏疾病,或有肝脏疾病史,肝功能实验室检查未恢复正常者。 (9)已知对替勃龙或片剂中其他成分过敏者。 (10)卟啉症
结合雌激素片	(1)诊断不明的生殖器官异常出血。 (2)已知、怀疑或曾患乳腺癌,除外适当选择的正在进行转移性乳腺癌治疗的患者。 (3)已知或怀疑雌激素依赖的新生物(肿瘤如子宫内膜癌和子宫内膜增生)。 (4)活动性深静脉血栓、肺栓塞或有此类病史。 (5)活动性或新近发生的(如过去的 1 年内)动脉血栓栓塞性疾病(脑卒中和心肌梗死)。 (6)不能恢复到正常的肝功能不全或肝脏疾病。 (7)不能用于已知对其成分有超敏反应的患者。 (8)已知或怀疑妊娠;不能用于妊娠期妇女

5. 特殊人群使用注意事项 雌激素类药物特殊人群使用方法见表 4-11。

表 4-11 雌激素类药物特殊人群使用方法

药物	妊娠期及哺乳期妇女	老年人	儿童	肝/肾功能不全患者
替勃龙片	妊娠期及哺乳期妇女禁用	无须调整剂量	尚不明确	急性肝脏疾病,或有肝脏疾病史,肝功能实验室检查未恢复正常者不推荐使用
结合雌激素片	不能用于妊娠期妇女;哺乳期妇女慎用	用于 65 岁以上老年妇女时,痴呆和心血管疾病发病风险升高	尚不明确	不能恢复至正常的肝功能不全或肝脏疾病者不推荐使用

（四）选择性雌激素受体调节剂类

1. 作用机制及药效评价　选择性雌激素受体调节剂类药物,是与雌激素受体结合后,在不同靶组织引起受体空间构象发生不同改变,从而发挥类似或拮抗雌激素的生物效应。SERM 不增加乳腺癌和子宫内膜癌的风险,且能降低血清胆固醇,对心血管也有保护作用,故有较好的应用前景。Ⅲ期临床试验显示,SERM 类药物雷洛昔芬能显著减少绝经后妇女 34%~50% 的椎体骨折。

2. 用法、用量　目前国内上市的 SERM 类药物仅有雷洛昔芬,其用法、用量见表 4-12。

表 4-12　雷洛昔芬用法、用量

药物	每片剂量/mg	每次剂量/mg	服药次数	用药时间及方法
雷洛昔芬片	60	60	每日 1 次	可以在一日中的任何时候服用,且不受进餐的限制

3. 不良反应　雷洛昔芬总体安全性良好。国外研究报告该药轻度增加静脉栓塞的危险性,国内尚未见类似报道。对心血管疾病高风险的绝经后女性的研究显示,雷洛昔芬并不增加冠状动脉疾病和卒中风险。雷洛昔芬不适用于男性骨质疏松症患者。

4. 禁忌证

（1）正在或既往患有静脉血栓栓塞性疾病者,包括深静脉血栓、肺栓塞和视网膜静脉血栓者。

（2）肝功能减退包括胆汁淤积,肌酐清除率小于 35ml/min 者。

（3）难以解释的子宫出血者,以及有子宫内膜癌症状和体征者。

（4）对雷洛昔芬或任何赋形剂成分过敏者。

5. 特殊人群使用注意事项　雷洛昔芬特殊人群使用方法见表 4-13。

表 4-13　雷洛昔芬特殊人群使用方法

药物	妊娠期及哺乳期妇女	老年人	儿童	肝/肾功能不全患者
雷洛昔芬	在有妊娠可能的妇女中禁用;哺乳期妇女不推荐使用	无须调整剂量	不适用	肝功能减退包括胆汁淤积,肌酐清除率小于 35ml/min 者不推荐使用

（五）甲状旁腺激素类似物

1. 作用机制及药效评价 甲状旁腺激素类似物（parathyroid hormone analogue，PTHa）是当前促进骨形成的代表性药物，国内已上市的药物是特立帕肽，为重组人甲状旁腺素 1-34（recombinant human parathyroid hormone 1-34，rhPTH1-34）。其作用于肾小管，增加钙的吸收，刺激成骨细胞的活性，促进骨形成，增加骨密度，改善骨质量，降低椎体和非椎体骨折的发生风险。

2. 用法、用量 特立帕肽是国内上市的 PTHa 临床应用药物，其用法、用量见表 4-14。

表 4-14 特立帕肽用法、用量

药物	每支剂量 /μg	每次剂量 /μg	用药次数	用药时间及方法
特立帕肽注射剂	20	20	每日 1 次	皮下注射

3. 不良反应

（1）常见为胃肠道反应如恶心等。

（2）肢体疼痛。

（3）头痛、眩晕等中枢神经系统不良反应。

4. 禁忌证

（1）并发畸形性骨炎、骨骼疾病放射治疗史、肿瘤骨转移及并发高钙血症者。

（2）肌酐清除率小于 35ml/min 者。

（3）小于 18 岁的青少年和骨骺未闭合的青少年。

（4）对本品过敏者。

5. 特殊人群使用注意事项 特立帕肽特殊人群使用方法见表 4-15。

表 4-15 特立帕肽特殊人群使用方法

药物	妊娠期及哺乳期妇女	老年人	儿童	肝 / 肾功能不全患者
特立帕肽	禁用	无须调整剂量	小于 18 岁的青少年和骨骺未闭合的青少年不适用	不得用于严重肾功能不全患者（肌酐清除率小于 35ml/min）

（六）锶盐

1. 作用机制及药效评价 锶（strontium）是人体必需的微量元素之一，参与人体多种生理功能和生化效应。人工合成的锶盐雷奈酸锶可同时作用于成骨细胞和破骨细胞，具有抑制骨吸收和促进骨形成的双重药理作用。它可以改变骨微结构，增加骨密度和骨强度，从而降低椎体和非椎体骨折的发生风险。

2. 用法、用量　雷奈酸锶的具体用法、用量见表 4-16。

表 4-16　雷奈酸锶的用法、用量

药物	每袋剂量 /g	每次剂量 /g	服药次数	用药时间及方法
雷奈酸锶干混悬剂	2	2	每日 1 次	睡前服用，最好在进食 2 小时之后服用

3. 不良反应

(1) 常见的不良反应包括恶心、腹泻、头痛、皮炎和湿疹，一般在治疗初始时发生，程度较轻，多为暂时性，可耐受。

(2) 罕见的不良反应为药疹伴嗜酸性粒细胞增多和系统症状（drug rash with eosinophilia and systemic symptom，DRESS）。

(3) 具有高静脉血栓风险的患者，包括既往有静脉血栓病史的患者，以及有药物过敏史者，应慎用雷奈酸锶。

(4) 同时，需要关注该药物可能引起心脑血管严重不良反应，用药期间应对这些患者进行定期评估，如果患者出现了心脏或循环系统症状，应停用雷奈酸锶；存在某些心脏或循环系统疾病，例如卒中和心脏病发作史的患者不得使用本品。

4. 禁忌证

(1) 伴有缺血性心脏病、外周血管病和 / 或脑血管疾病者，或伴有未控制的高血压者。

(2) 肌酐清除率 <30ml/min 的重度肾功能损害者。

5. 特殊人群使用注意事项　雷奈酸锶特殊人群使用方法见表 4-17。

表 4-17　雷奈酸锶特殊人群使用方法

药物	妊娠期及哺乳期妇女	老年人	儿童	肝 / 肾功能不全患者
雷奈酸锶	妊娠期妇女用药尚无资料；哺乳期妇女禁用	无须调整剂量	缺乏在儿童和青少年中使用的安全性有效性数据，不建议使用	肌酐清除率 <30ml/min 的重度肾功能损害者禁用

(七) 活性维生素 D 及其类似物

1. 作用机制及药效评价 目前国内上市用于治疗骨质疏松症的活性维生素 D 及其类似物 (vitamin D analogue) 有 1α- 羟维生素 D_3 (阿法骨化醇) 和 1,25- 双羟维生素 D_3 (骨化三醇) 两种。活性维生素 D 及其类似物更适用于老年人、肾功能减退以及 1α- 羟化酶缺乏或减少的患者,具有提高骨密度、减少跌倒、降低骨折风险的作用。

2. 用法、用量 阿法骨化醇和骨化三醇的用法、用量见表 4-18。

表 4-18 活性维生素 D 及其类似物的用法、用量

药物	每粒剂量 /μg	每次剂量 /μg	服药次数
阿法骨化醇	0.25、0.5、1.0	0.25~1.0	每日 1 次
骨化三醇	0.25、0.5	0.25~0.5	每日 1~2 次

3. 安全性 治疗骨质疏松症时,应用上述剂量的活性维生素 D 总体是安全的。长期使用时,应在医师指导下使用,不宜同时补充较大剂量的钙剂,并建议定期监测患者血钙和尿钙水平。在治疗骨质疏松症时,可与其他抗骨质疏松症药物联合应用。

4. 禁忌证 ①高钙血症、高磷酸盐血症 (伴有甲状腺功能减退者除外)、高镁血症者禁用。②具有维生素 D 中毒症状者禁用。

5. 注意事项 治疗期间应注意监测血钙和尿钙,特别是同时补充钙剂者;肾结石患者慎用。

(八) 维生素 K 类 (四烯甲萘醌)

1. 作用机制及药效评价 四烯甲萘醌 (menatetrenone) 是维生素 K_2 的一种同型物,是 γ- 羧化酶的辅酶,在 γ- 羧基谷氨酸的形成过程中起着重要作用。γ- 羧基谷氨酸是骨钙素发挥正常生理功能所必需的,具有提高骨量的作用。

2. 用法、用量 四烯甲萘醌胶囊,15mg/ 粒,口服每次 15mg,每日 3 次。

3. 不良反应 主要不良反应包括胃部不适、腹痛、皮肤瘙痒、水肿和转氨酶轻度升高。

4. 禁忌证 服用华法林的患者禁用。

(九) RANKL 抑制剂

1. 作用机制及药效评价 地诺单抗 (denosumab) 是一种核因子 κ-B 受体活化因子配体 (receptor activator of nuclear factor kappaB ligand, RANKL) 抑制剂,为特异性 RANKL 的完全人源化单克隆抗体,能够抑制 RANKL 与其受体的结合,减少破骨细胞的形成和存活,从而降低骨吸收,增加骨量,改善皮质骨

或松质骨的强度。现已被美国 FDA 批准治疗有较高骨折风险的绝经后骨质疏松症。

2. 用法、用量　地诺单抗注射剂,规格 60mg/ml,每半年使用 60mg,皮下注射。

3. 不良反应　主要不良反应包括低钙血症、严重感染(膀胱炎、上呼吸道感染、肺炎、皮肤蜂窝织炎等)、皮疹、皮肤瘙痒、肌肉或骨痛等;长期应用可能会过度抑制骨吸收,而出现下颌骨坏死或非典型股骨骨折。

4. 禁忌证　低钙血症者禁用。

5. 注意事项　治疗前必须纠正低钙血症,治疗前后需补充充足的钙剂和维生素 D。

二、用药疗程

抗骨质疏松症药物治疗成功的标志是骨密度保持稳定或增加,而且没有新发骨折或骨折进展的表现。若患者正在使用抑制骨吸收的药物,治疗成功的标准是骨转换指标值维持在或低于绝经前妇女水平。治疗期间发生再次骨折或显著的骨量丢失的患者,则需考虑换药或评估继发性骨质疏松症的病因。

双膦酸盐类药物停药后,其抗骨质疏松性骨折的作用可能会保持数年;除此之外其他的抗骨质疏松药物一旦停止使用,疗效就会快速下降。另外,由于双膦酸盐类药物治疗超过 5 年的获益证据有限,且可能会增加罕见不良反应(如下颌骨坏死或非典型股骨骨折)的风险,因此建议双膦酸盐治疗 3~5 年后需考虑药物假期。目前的建议是,口服双膦酸盐治疗 5 年,静脉双膦酸盐治疗 3 年,应对骨折风险进行评估,如为低风险,可考虑实施药物假期停用双膦酸盐;如骨折风险仍高,可以继续使用双膦酸盐或换用其他抗骨质疏松症药物(如特立帕肽或雷洛昔芬)。特立帕肽的疗程不应超过 2 年。

抗骨质疏松症药物的疗程应强调个体化,所有治疗应至少坚持 1 年,在最初治疗 3~5 年后,应该全面评估患者发生骨质疏松性骨折的风险,包括骨折史、新出现的慢性疾病或用药情况、身高变化、骨密度变化、骨转换生化指标水平等。如患者治疗期间身高仍下降,则须进行胸腰椎 X 线影像检查。

三、药物治疗方案

骨质疏松症如同其他慢性疾病一样,不仅要长期、个体化治疗,也需药物联合或序贯治疗。治疗方案应根据药物的作用机制、疗效和不良反应等因素确定。PTHa 等骨形成促进剂获准使用后,药物的序贯或联合治疗更为普遍。

目前已有的抗骨质疏松症联合治疗方案,大多以骨密度变化为终点,其抗骨折疗效尚待进一步研究。总体来说,联合使用抗骨质疏松症治疗药物,应评价潜在的不良反应和治疗获益,此外,还应充分考虑药物经济学的影响。联合治疗方案包括同时联合方案及序贯联合方案。根据药物作用机制和特点,对联合用药暂作以下建议。

(一) 同时联合方案

钙剂及维生素 D 作为基础治疗药物,可以与骨吸收抑制剂或骨形成促进剂联合使用。

具有相同作用机制的药物不建议同时联合使用(比如两种抑制骨吸收的药物同时应用)。个别情况为防止快速骨丢失,可考虑两种骨吸收抑制剂短期联合使用,如绝经后妇女短期使用小剂量雌/孕激素替代与雷洛昔芬,降钙素和双膦酸盐短期联合使用。

联合使用 PTHa 等骨形成促进剂和骨吸收抑制剂,可增加骨密度,改善骨转换水平,但缺少对骨折疗效的证据,考虑到治疗的成本和获益,通常不推荐。仅用于骨吸收抑制剂治疗失败,或多次骨折需积极给予强有效治疗时。

(二) 序贯联合方案

关于各种抗骨质疏松症药物的序贯联合治疗,目前的研究显示尚无禁忌,可根据患者情况个体化序贯应用骨吸收抑制剂和骨形成促进剂。特别是如下情况要考虑药物序贯治疗:①某些骨吸收抑制剂治疗失效,疗程过长或存在不良反应时;②骨形成促进剂(PTHa)的推荐疗程仅为 18~24 个月,此类药物停药后应序贯治疗。推荐在使用 PTHa 等骨形成促进剂后序贯使用骨吸收抑制剂,以维持骨形成促进剂所取得的疗效。

第三节　骨质疏松症特殊情况用药原则

一、妊娠哺乳相关骨质疏松症用药原则

妊娠哺乳相关骨质疏松症(pregnancy and lactation-associated osteoporosis,PLO)是指妊娠晚期至产后 18 个月内,尤其在产后、哺乳早期所诊断的骨质疏松症。PLO 的临床表现多为腰背部及髋部疼痛、椎体压缩性骨折,以及骨密度降低。

(一) 妊娠哺乳相关骨质疏松症的发病机制与诊断

PLO 的发病机制尚未明确,有文献认为,在妊娠期间,为满足母体和胚胎钙需求,机体代偿反应性增加肠道的钙吸收,轻度增加骨钙吸收。而断乳后母

体骨骼将会进行骨实质重建和再矿化阶段,使哺乳期的骨吸收转变为骨重建,脊椎骨密度可以完全恢复。

虽然这种疾病较为罕见,脆性骨折很少发生于妊娠期及哺乳期的年轻女性,但妊娠晚期特别是后 3 个月或产后早期发生骨痛时,需考虑 PLO。由于 PLO 的临床表现缺乏明显的特征性改变,因此确诊需非常谨慎,必须进行足够充分的鉴别诊断以免误诊误治。

(二)妊娠哺乳相关骨质疏松症的治疗

目前,关于 PLO 的治疗证据十分有限,没有大型临床试验证实药物或者手术治疗的有效性。国内外文献建议,PLO 的治疗主要是在停止哺乳、避免负重的基础上,予以钙剂、活性维生素 D、双膦酸盐、降钙素及营养支持等。

1. 基础治疗　对于所有经历低创伤性骨折的女性,均应适当地增加钙和维生素 D 的摄入:钙摄入量应至少 120mg/d,维生素的摄入至少保证 25- 羟维生素 D>50nmol/L 或 75nmol/L 以上。保持适当的运动以维持骨量、骨强度,有骨折病史的女性应尽量避免引起骨折的危险因素。

2. 药物治疗　对 PLO 进行药物治疗前,要明确一个概念:断乳后 6~12 个月骨密度和骨强度可恢复到正常水平,且在已经发生临床骨折的女性仍可恢复。所以药物治疗可以延长至骨密度自发性恢复的期限后。

有许多关于妊娠期或哺乳期间予以药物治疗的病例报道。治疗药物包括:降钙素、双膦酸盐、雷奈酸锶、特立帕肽。

(1)鲑降钙素喷鼻制剂长期使用可增加恶性肿瘤的发生,临床已经不再应用。但短期注射用的降钙素制剂仍旧在使用。目前缺乏降钙素在妊娠期或哺乳期妇女中的使用经验,故临床医师应权衡利弊谨慎用药。

(2)妊娠期或哺乳期妇女使用双膦酸盐的安全性尚未确立,有研究表明它可能通过胎盘影响胎儿软骨发育。一项对 78 例妊娠期妇女使用双膦酸盐的研究发现,大部分研究对象未见明显异常;3 例新生儿在出生后有短暂的低钙血症;1 例新生儿患有马蹄内翻足;还有 2 例新生儿为非骨骼畸形儿。但在非骨骼畸形儿的病例中,除了双膦酸盐,母亲也同时使用了环孢素和柳氮磺嘧啶。因此除了低钙血症外,并不能确定这些不良反应的发生与双膦酸盐的使用相关。另外,静脉注射双膦酸盐时母乳中检测不到该药物。因此,对于此类药物应酌情使用。

(3)与钙离子相似,锶离子可以穿过胎盘,也可分泌进乳汁。目前没有关于雷奈酸锶用于妊娠期妇女的临床资料。但在动物实验中发现,使用大剂量雷奈酸锶治疗,在妊娠期大鼠和家兔的下一代中观察到可逆性的骨作用(包括自发性骨折和矿化延迟)。

(4)地诺单抗可通过胎盘,但其是否出现在乳汁中还未见报道。

(5)特立帕肽的治疗总疗程为 18~24 个月,因此在育龄期尽量避免使用,但在随后的几年如果骨折发生风险增加可以恢复使用。

因此,我们认为,PLO 的治疗可在钙剂、维生素 D 等一般治疗的基础上,酌情使用降钙素、双膦酸盐等药物。

二、儿童骨质疏松症用药原则

儿童骨质疏松症相对少见,在病因学上同样分为原发性和继发性,原发性主要见于潜在遗传性疾病的儿童,而继发性主要起因于慢性病及其相关治疗。儿童骨质疏松症的主要表现为反复出现的低创伤性骨折或中到重度的后背痛,而在高风险儿童监测随访中容易发现无症状的骨质疏松症。近年来儿童骨质疏松症的治疗也越来越受到关注。

(一)治疗目标

除了预防骨折发生、早日康复外,儿童骨质疏松症的另一个治疗目标是脊柱塑形。这是由于儿童的持续生长和青春期发育,所以骨骼仍需持续增长。

(二)一般治疗

儿童骨质疏松症的一般治疗包括重视青春期和营养,改善肌肉强度、活动度,以及补充钙剂及维生素 D。医学组织推荐的儿童钙摄入剂量为 700~1 300mg/d。虽然研究显示补充维生素 D 不一定会带来骨骼获益,但目前仍推荐儿童维持血中 25- 羟维生素 D ≥ 30ng/ml。

(三)药物治疗

因缺乏足够的随机对照试验来证实抗骨质疏松症药物在儿童患者中的安全性与有效性,儿童骨质疏松症的药物治疗尚未完全达成共识。目前,儿童骨质疏松症使用较多的是静脉注射双膦酸盐,但证据有限,公认的使用剂量、疗程以及长期用药的安全性仍未明确。国外有文献报道,帕米膦酸二钠可用于儿童骨质疏松症的治疗,每次 0.5~1mg/kg,每 3 个月使用超过 3 天。特殊情况下,也可选择像唑来膦酸这种更高效能、更低使用频率的药物,每 6 个月使用 1 次,单剂量静脉滴注大于 30 分钟,0.025~0.05mg/kg,可以明显提高骨量,降低骨折风险。双膦酸盐的口服制剂一般用于成人骨质疏松症的治疗,也有其临床应用于儿童骨质疏松症的报道,但其在儿童中用药的安全性与有效性尚未确立,阿仑膦酸钠药品说明书注明"不适用于儿童"。

三、老年骨质疏松症用药原则

老年人,无论男性、女性都可能患骨质疏松症。老年性骨质疏松症的发病因素和发病机制是多方面的,增龄造成的器官功能减退是主要因素。除内分泌因素外,钙和维生素 D 的摄入不足,维生素 D 的转化不足,肾功能减退,骨髓间充质干细胞成骨分化能力下降,肌肉衰退,对骨骼的应力刺激减少,骨代谢调节障碍等因素,都影响骨代谢,从而导致骨质疏松症。

（一）基础治疗

对于老年骨质疏松症患者或老年低骨量,伴有骨折高风险的人群,建议补充钙剂和 / 或维生素 D 作为基础治疗之一,并与抗骨质疏松症药物联合应用。对于肝肾疾病导致维生素 D 羟化受阻的老年骨质疏松症患者,建议首选活性维生素 D。不建议单次大剂量补充维生素 D,用药期间定期监测血清 25- 羟维生素 D 水平,以评估维生素 D 补充效果。此外,建议活性维生素 D 用药期间定期监测血钙、尿钙。

（二）药物治疗

1. 对于老年骨质疏松症患者,推荐使用双膦酸类药物。口服双膦酸盐 5年,或者静脉唑来膦酸用药 3 年后,建议对患者病情进行评估以确定是否继续用药。不推荐过长时间(>5 年)使用双膦酸盐类药物,高骨折风险患者除外。双膦酸盐的使用不会影响骨折愈合,建议老年骨质疏松性骨折患者围手术期根据其病情酌情考虑是否使用双膦酸盐治疗。

2. 建议雷洛昔芬用于老年女性骨质疏松症治疗,以降低椎体骨折风险。雷洛昔芬与深静脉血栓和肺栓塞的风险升高相关,用药前应严格评估患者个体血栓形成风险,以明确是否用药。

3. 对于椎体或非椎体骨折高风险且骨吸收抑制剂(双膦酸盐等)疗效不佳、禁忌或不耐受的老年骨质疏松症患者,可选用 PTHa,以提高骨密度及降低骨折风险。对于使用 PTHa 的患者,推荐停药后使用其他骨吸收抑制剂序贯治疗,以防止骨密度下降及骨折风险增加。双膦酸盐药物假期期间,可根据患者的病情(骨密度明显下降,骨转换标记物显著升高或发生新发骨折时)考虑使用 PTHa 序贯治疗,以维持或增加骨密度。

4. 对于骨折风险较低或者肾功能不全的老年骨质疏松症患者,可选择维生素 K_2 以维持骨健康。维生素 K_2 可与其他抗骨质疏松症药物联合用于骨质疏松症的治疗。

5. 老年骨质疏松症伴有中重度疼痛,或者骨折围手术期的患者,建议使用降钙素类药物,使用时间不超过 3 个月。

6. 对伴有肌酐清除率 <35ml/min 的老年骨质疏松症患者,禁用双膦酸盐及 PTHa。对于这类患者,可在基础用药的基础上依据患者病情考虑使用活性维生素 D 及类似物和维生素 K_2。

第四节 常见处方审核案例详解

骨质疏松症属于慢性病,常伴有多种并发症,患者在治疗上合并用药的情况多见。为规范处方审核工作,促进合理用药,保障患者用药安全,在此编者根据国家《医疗机构处方审核规范》《医院处方点评管理规范(试行)》《北京市医疗机构处方专项点评指南(试行)》等文件的指导原则,列举以下案例和解析,以期为药师处方审核提供参考。

一、适应证不适宜

案例 1
【处方描述】

性别:女 年龄:75 岁
临床诊断:骨性关节炎。
处方内容:

| 阿仑膦酸钠维 D_3 片 | 70mg×1 片 | 70mg | q.w. | p.o. |

【处方问题】适应证不适宜。

【机制分析】阿仑膦酸钠维 D_3 片适应证为用于骨质疏松症的治疗。本处方属适应证不适宜。

【干预建议】建议更换用于治疗骨性关节炎的药物,患者如有骨质疏松症,应完善诊断信息。

案例 2
【处方描述】

性别:女 年龄:82 岁
临床诊断:骨质疏松症。
处方内容:

| 氨基葡萄糖胶囊 | 0.5g×24 片 | 0.5g | t.i.d. | p.o. |
| 阿仑膦酸钠维 D_3 片 | 70mg×1 片 | 70mg | q.w. | p.o. |

【处方问题】适应证不适宜。
【机制分析】氨基葡萄糖胶囊无适应证用药。氨基葡萄糖胶囊用于治疗

和预防全身各种关节的骨性关节炎,可缓解和消除骨性关节炎的疼痛、肿胀等症状,改善关节活动功能。本处方属适应证不适宜。

【干预建议】建议医师完善临床诊断。

二、用法、用量不适宜

案例3

【处方描述】

性别:男　年龄:63 岁

临床诊断:骨质疏松症。

处方内容:

碳酸钙 D_3 咀嚼片	300mg/60IU×30 片	600mg	q.m.	p.o.
阿仑膦酸钠片	10mg×7 片	10mg	q.m.	p.o.

【处方问题】用法、用量不适宜。

【机制分析】钙剂可影响阿仑膦酸钠的吸收,两者同时在早晨服用可降低阿仑膦酸钠的吸收。本处方属用法、用量不适宜。

【干预建议】建议碳酸钙 D_3 咀嚼片与阿仑膦酸钠错开时间服用,如阿仑膦酸钠在早餐前服用,碳酸钙 D_3 咀嚼片可在中餐或睡前服用。

案例4

【处方描述】

性别:女　年龄:64 岁

临床诊断:骨质疏松症。

处方内容:

骨化三醇胶丸	0.25μg×30 粒	0.25μg	t.i.d.	p.o.
碳酸钙 D_3 咀嚼片	300mg/60IU×30 片	600mg	q.m.	p.o.

【处方问题】用法、用量不适宜。

【机制分析】骨化三醇用于绝经后骨质疏松症:推荐剂量为每次 0.25μg,每日 2 次,此处方每日 3 次用药频次不适宜。本处方属用法、用量不适宜。

【干预建议】建议服用频次改为每日 2 次,服药后分别于第 4 周、第 3 个月、第 6 个月监测血钙和血肌酐浓度,以后每 6 个月监测 1 次。

三、联合用药不适宜

案例 5

【处方描述】

性别:女 年龄:76 岁

临床诊断:骨质疏松症;下肢静脉血栓形成。

处方内容:

华法林钠片	3mg×10 片	3mg	q.d.	p.o.
四烯甲萘醌胶囊	15mg×30 片	15mg	t.i.d.	p.o.

【处方问题】联合用药不适宜。

【机制分析】四烯甲萘醌可提高骨质疏松症患者的骨量,与华法林联用存在药物相互作用。华法林防止血栓形成的作用机制在于阻断肝细胞内维生素 K 的代谢循环,产生丧失凝血功能的凝血因子而发挥抗凝作用。四烯甲萘醌为维生素 K_2 制剂,因此,如合用会使华法林的作用减弱。四烯甲萘醌的药品说明书注明"禁用于正在使用华法林治疗的患者。"本处方属联合用药不适宜。

【干预建议】建议将四烯甲萘醌胶囊换为其他抗骨质疏松症的药物。

案例 6

【处方描述】

性别:女 年龄:76 岁

临床诊断:骨质疏松症;左膝关节炎。

处方内容:

阿仑膦酸钠维 D_3 片	70mg×1 片	70mg	q.w.	p.o.
双氯芬酸钠缓释片	75mg×7 片	75mg	q.d.	p.o.

【处方问题】联合用药不适宜。

【机制分析】双膦酸盐类药物是防治骨质疏松症的一线药物,但该类药物最常见胃肠道不良反应,主要表现为腹痛、腹泻、恶心、消化不良等。双氯芬酸钠属于非选择性 COX-2 抑制药,在发挥抗炎止痛作用的同时,也容易损伤胃肠道黏膜。该例患者同时服用双氯芬酸钠和阿仑膦酸钠,这两种药物均可以引起胃肠道反应,两者联用,引起胃肠道刺激的可能性增加。本处方属联合用药不适宜。

【干预建议】建议将双氯芬酸钠缓释片改为对环氧合酶选择性较高的非甾体抗炎药,如依托考昔、塞来昔布等,这类药物对胃肠道的影响小;也可将双氯芬酸钠缓释片改为双氯芬酸二乙胺乳剂。

案例7
【处方描述】

性别:男 年龄:78 岁
临床诊断:骨质疏松症。
处方内容:
骨化三醇胶丸	0.25μg×20 粒	0.25μg	b.i.d.	p.o.
阿法骨化醇胶丸	0.25μg×10 粒	0.25μg	q.d.	p.o.

【处方问题】联合用药不适宜。

【机制分析】骨化三醇和阿法骨化醇均属于维生素 D 类药物,两者合用可增加高钙血症等不良反应。本处方属联合用药不适宜。

【干预建议】单用一种维生素 D 类药物。

四、遴选药品不适宜

案例8
【处方描述】

性别:女 年龄:68 岁
临床诊断:骨质疏松症;乳腺癌。
处方内容:
替勃龙片	2.5mg×7 片	2.5mg	q.d.	p.o.

【处方问题】遴选药品不适宜。

【机制分析】雌激素补充疗法能降低绝经后骨质疏松性骨折的发生危险。国际绝经学会认为,雌激素补充治疗与乳腺癌的风险仍无定论,但乳腺癌仍列为激素补充治疗的禁忌证。替勃龙药品说明书注明:"禁用于原已确诊乳腺癌或怀疑乳腺癌的患者。"本处方属遴选药品不适宜。

【干预建议】停用替勃龙片,改用其他抗骨质疏松症药物。

案例 9

【处方描述】

性别:女   年龄:66 岁

临床诊断:绝经后骨质疏松;左下肢静脉血栓。

处方内容:

| 结合雌激素片 | 0.3mg×7 片 | 0.3mg | q.d. | p.o. |

【处方问题】遴选药品不适宜。

【机制分析】雌激素补充疗法可防治绝经后骨质疏松症。一般原则是采用最低有效剂量,有子宫者必须加用孕激素,对于已行子宫切除者只用雌激素,不加孕激素。雌激素补充治疗可令静脉血栓栓塞的发生风险相对增加,本处方患者患有左下肢静脉血栓,故应避免使用。结合雌激素片药品说明书注明:"禁用于活动性或有动脉血栓栓塞性疾病病史或者静脉血栓栓塞病史。"本处方属遴选药品不适宜。

【干预建议】建议停用雌激素类药物,改为其他药物治疗骨质疏松症。

案例 10

【处方描述】

性别:男   年龄:75 岁

临床诊断:骨质疏松症;高尿酸血症。

处方内容:

| 碳酸钙 D₃ 咀嚼片 | 300mg/60IU×30 片 | 600mg | b.i.d. | p.o. |

【处方问题】遴选药品不适宜。

【机制分析】服用碳酸钙 D₃ 咀嚼片可致血液中钙浓度升高,高尿酸血症患者的尿酸容易与游离钙形成尿酸钙结石,因此高尿酸血症禁服,碳酸钙 D₃ 咀嚼片药品说明书也注明"高尿酸血症禁用"。本处方属遴选药品不适宜。

【干预建议】建议先服用降尿酸药,尿酸降至正常后才补钙,或更换其他抗骨质疏松症药物。

案例 11

【处方描述】

性别：男　年龄：5 岁

临床诊断：骨质疏松症。

处方内容：

阿仑膦酸钠维 D_3 片	70mg×1 片	20mg	q.w.	p.o.

【处方问题】遴选药品不适宜。

【机制分析】虽然双膦酸盐制剂在儿童骨质疏松症的应用越来越广泛，但双膦酸盐用于儿童的安全性及潜在影响仍需观察，双膦酸盐制剂在儿童骨质疏松症的用药指征仍未明确，阿仑膦酸钠维 D_3 片药品说明书注明"不适用于儿童"。因此，本处方属遴选药品不适宜。

【干预建议】停用阿仑膦酸钠维 D_3 片，改用其他抗骨质疏松症药物。

案例 12

【处方描述】

性别：男　年龄：55 岁

临床诊断：继发性骨质疏松症；膜性肾病。

处方内容：

醋酸泼尼松片	5mg×30 片	20mg	q.d.	p.o.
葡萄糖酸钙片	500mg×60 片	1 000mg	t.i.d.	p.o.

【处方问题】遴选药品不适宜。

【机制分析】葡萄糖酸钙片含钙量低，每 1 000mg 葡萄糖酸钙中仅含元素钙 90mg，患者每日补充的钙剂量与机体需求量还有很大差距，而且处方中没有维生素 D 制剂，不利于钙的吸收。本处方属遴选药品不适宜。

【干预建议】建议改为碳酸钙 D_3 片，碳酸钙 D_3 片不仅元素钙的含量大大增加，而且还有一定剂量的维生素 D，有利于钙的吸收，在调整钙剂的同时，可加用双膦酸盐类药物抑制骨吸收，提高骨密度，预防骨质疏松性骨折的发生。

案例 13
【处方描述】

性别:女   年龄:75 岁
临床诊断:骨质疏松症;严重肾功能不全。
处方内容:
阿仑膦酸钠维 D_3 片   70mg×1 片   70mg   q.w.   p.o.

【处方问题】遴选药品不适宜。

【机制分析】双膦酸类药物对于严重肾功能不全患者可导致肾功能损害加重或急性肾衰竭,因此,不推荐严重肾功能不全(肌酐清除率小于 35ml/min)患者使用。本处方属遴选药品不适宜。

【干预建议】建议更换其他抗骨质疏松症药物。

案例 14
【处方描述】

性别:男   年龄:68 岁
临床诊断:骨质疏松症。
处方内容:
雷洛昔芬片   60mg×7 片   60mg   q.d.   p.o.

【处方问题】遴选药品不适宜。

【机制分析】雷洛昔芬用于预防和治疗绝经后妇女的骨质疏松症,不适用于男性患者。本处方属遴选药品不适宜。

【干预建议】停用雷洛昔芬片,改用其他抗骨质疏松症的药物。

案例 15
【处方描述】

性别:男   年龄:72 岁
临床诊断:骨质疏松症。
处方内容:
雷奈酸锶干混悬剂   2g×7 包   2g   q.d.   p.o.

【处方问题】遴选药品不适宜。

【机制分析】雷奈酸锶用于治疗绝经后妇女的骨质疏松症,以降低椎体和髋部骨折的危险性,不适用于男性患者。本处方属遴选药品不适宜。

【干预建议】停用雷奈酸锶干混悬剂,改用其他抗骨质疏松症的药物。

五、合并问题

案例16

【处方描述】

性别:男　年龄:43 岁

临床诊断:骨质疏松症;冠心病。

处方内容:

鲑降钙素喷鼻剂	4 400IU×1 支	200IU	t.i.d.	喷鼻
依托考昔片	60mg×10 片	1g	q.d.	p.o.
阿司匹林片	100mg×15 片	100mg	q.d.	p.o.

【处方问题】用法、用量不适宜;适应证不适宜;联合用药不适宜。

【机制分析】①鲑降钙素喷鼻剂每喷的剂量是 200IU,用于骨质疏松症的治疗,只需每天 1 次给药;如用于骨质溶解或减少引起的骨痛,可以根据个体情况每天 1~2 次。此处方鲑降钙素喷鼻剂每天用药 3 次,属于用法、用量不适宜。②依托考昔片用于骨性关节炎的治疗,此处方无骨性关节炎的诊断,属于适应证不适宜。③依托考昔和阿司匹林都属于非甾体抗炎药,依托考昔与小剂量阿司匹林合用时胃肠道溃疡或其他并发症发生率增加,应避免两者联用。本处方属用法、用量不适宜,适应证不适宜,联合用药不适宜。

【干预建议】鲑降钙素喷鼻剂用药频次改为每天用药 1 次,建议停用依托考昔片。

第五节　小　　结

1. 骨质疏松症是一种以骨量减少,骨组织微结构损坏,导致骨脆性增加,易发生骨折为特征的全身性骨病,是最常见的骨骼疾病。

2. 骨质疏松症的诊断主要基于 DXA 骨密度测量结果和 / 或脆性骨折。

3. 抗骨质疏松症药物按作用机制可分为骨吸收抑制剂、骨形成促进剂、其他机制类药物及传统中药。

4. 通常首选使用具有较广抗骨折谱的药物。对低、中度骨折风险者首选口服药物治疗。对口服不能耐受、禁忌、依从性欠佳及高骨折风险者可考虑使用注射制剂。如仅椎体骨折高风险,而髋部和非椎体骨折风险不高的患者,可考虑选用雌激素或选择性雌激素受体调节剂。

5. 抗骨质疏松症药物的处方审核应按照《医疗机构处方审核规范》《医院处方点评管理规范(试行)》等文件,对处方进行合法性、规范性、适宜性审核。

(陈楚雄　杨　善)

参考文献

[1] 母义明,郭代红,彭永德,等.临床药物治疗学:内分泌代谢疾病.北京:人民卫生出版社,2017.

[2] 葛均波,徐永健.内科学.8版.北京:人民卫生出版社,2013.

[3] 中华医学会骨质疏松和骨矿盐疾病分会.原发性骨质疏松症诊疗指南(2017).中华骨质疏松和骨矿盐疾病杂志,2017,10 (5):413-443.

[4] EASTELL R, ROSEN C J, BLACK D M, et al. Pharmacological management of osteoporosis in postmenopausal women: an endocrine society*clinical practice guideline. J Clin Endocrinol Metal, 2019, 104 (5): 1595-1622.

[5] KOVACS C S, RALSTON S H. Presentation and management of osteoporosis presenting in association with pregnancy or lactation. Osteoporos Int, 2015, 26 (9): 2223-2241.

[6] 胡咏新,曹雯,褚晓秋,等.儿童骨质疏松的诊疗进展.中国骨质疏松杂志,2018,24 (4):530-533.

[7] 中国老年骨质疏松症诊疗指南(2018)工作组,中国老年学和老年医学学会骨质疏松分会.中国老年骨质疏松症诊疗指南(2018).中国骨质疏松杂志,2018,24 (12):1541-1567.

第五章
高尿酸血症与痛风处方审核案例详解

第一节　高尿酸血症与痛风概述

一、高尿酸血症与痛风的定义

高尿酸血症（hyperuricemia，HUA）是嘌呤代谢障碍所引发的代谢性疾病，常引起痛风，并且是糖尿病、代谢综合征、慢性肾脏病、血脂异常及脑卒中等疾病发生的独立危险因素。

痛风（gout）是一种由单钠尿酸盐沉积所致的晶体相关性关节病，与高尿酸血症直接相关，为嘌呤代谢紊乱和／或尿酸排泄减少所致，属于代谢性疾病范畴。临床表现为急性发作性关节炎、痛风石、痛风石性慢性关节炎、尿酸盐肾病和尿酸性尿路结石等，严重痛风者还可出现关节破坏、肾功能受损，及其他伴发代谢综合征，如腹型肥胖、血脂异常、2 型糖尿病及心血管疾病等。

二、高尿酸血症与痛风的诊断与分型

根据 2013 年《高尿酸血症和痛风治疗的中国专家共识》，国际上将 HUA 的诊断定义为：正常嘌呤饮食状态下，测定非同日 2 次空腹血尿酸（serum uric acid，SUA）水平：男性 >420μmol/L，女性 >360μmol/L，即可诊断为高尿酸血症。

分型诊断：HUA 患者低嘌呤饮食 5 天后，留取 24 小时尿检测尿尿酸水平。根据 SUA 水平和尿尿酸排泄情况分为以下三型：

①尿酸排泄不良型：尿酸排泄 <0.48mg/（kg·h），尿酸清除率 <6.2ml/min。
②尿酸生成过多型：尿酸排泄 >0.51mg/（kg·h），尿酸清除率 ≥ 6.2ml/min。
③混合型：尿酸排泄 >0.51mg/（kg·h），尿酸清除率 <6.2ml/min。

［注：尿酸清除率（clearance of uric acid，Cua）= 尿尿酸 × 每分钟尿量 /SUA］

尿酸排泄可受肾功能的影响,因此以肌酐清除率(clearance of creatine,Ccr)校正,根据 Cua/Ccr 值对 HUA 分型如下:>10% 为尿酸生成过多型,<5% 为尿酸排泄不良型,5%~10% 为混合型。

三、高尿酸血症与痛风的临床特点

高尿酸血症在临床上多见于 40 岁以上的男性及更年期后女性,常有家族遗传史。临床上,一般仅在发生关节炎时才称为痛风,痛风的临床自然病程可分为以下四期。

(一) 无症状期

患者仅有波动或持续性高尿酸血症,血尿酸浓度增高,但无关节炎等症状出现,且持续的时间可长达数年至数十年,甚至可终身都不会出现症状。但随着年龄的增长,高尿酸血症的水平和持续时间的增加,痛风的患病率会逐渐升高。

(二) 急性关节炎期

常有以下特点:①多在午夜或清晨被关节痛惊醒,多呈撕裂样、刀割样剧痛,受累关节出现红、肿、热、痛,皮肤紧绷和功能障碍等症状,第一跖趾关节为最常见的受累部位,其余依次为踝、膝、腕、指、肘;②秋水仙碱治疗后,关节炎症状可迅速缓解;③可伴有发热;④首次发作常呈自限性,数日或 2 周内可自行缓解;⑤受累关节皮肤有时出现色素沉着、脱屑和瘙痒,为本病特有的表现;⑥部分患者急性发作时血尿酸水平正常;⑦关节腔滑囊液偏振光显微镜检查可见双折光的针形尿酸盐结晶,是本病的确诊依据。常见的发病因素包括受寒、劳累、饮酒、高蛋白高嘌呤饮食和外伤、手术、感染等。

(三) 痛风石及慢性关节炎期

痛风石是痛风的特征性临床表现,为长期高尿酸血症未获满意控制,尿酸结晶沉积在软骨、滑膜及软组织中所导致的。常见于耳廓、跖趾、指间和掌指关节,多关节受累,且多见于关节远端,表现为关节肿胀、僵硬、畸形及周围组织的纤维化和变性,严重时患处皮肤发亮、菲薄,破溃时有豆渣样的白色物质排出。瘘管周围组织呈慢性肉芽肿,虽不易愈合,但很少感染。患病的时间越久,沉积的痛风石可能越多。

(四) 肾脏病变

高尿酸血症与痛风的肾脏病变主要表现在两方面:

1. 痛风性肾病　起病隐匿,早期仅有间歇性蛋白尿;随着病情的发展,肾浓缩功能受损,出现夜尿增多现象;晚期可导致肾功能不全,出现水肿、高血压、血尿素氮和肌酐升高。少数患者出现急性肾衰竭,表现为少尿或无尿,最初 24 小时尿酸排出增加。

2. 尿酸性肾石病　尿酸结石在痛风患者中发生率为 10%~25%。结石较小时呈泥沙样,常无症状,可随尿液排出;结石较大时可发生肾绞痛、血尿。当结石引起尿路梗阻时可引起肾积水、肾盂肾炎或肾周围炎,且感染可加速结石的增长和肾实质的损害。

四、高尿酸血症与痛风综合控制目标

2013 年《高尿酸血症和痛风治疗的中国专家共识》关于 HUA 患者 SUA 的控制目标及干预治疗切点的推荐如下:

控制目标:SUA<360μmol/L(对于有痛风发作的患者,SUA<300μmol/L)。

干预治疗切点:SUA>420μmol/L(男性),>360μmol/L(女性)。

如患者合并心血管危险因素和心血管疾病,应同时进行生活指导及药物降尿酸治疗,使 SUA 长期控制在 360μmol/L 以下。对于无心血管危险因素或无心血管伴发疾病的 HUA 患者,建议仍给予相应的干预方案。

五、高尿酸血症与痛风控制的策略和治疗路径

(一) 一般治疗

1. 生活方式指导　生活方式改变包括:健康饮食(以低嘌呤食物为主)、多饮水、限制烟酒、坚持运动(每日中等强度运动 30 分钟以上)和控制体重等。改善生活方式的同时也可以改善伴发症,如代谢综合征、糖尿病、肥胖、冠心病、高脂血症及高血压等。积极对患者进行健康教育,提高患者的防治意识,提高治疗依从性。

2. 适当碱化尿液　痛风患者的尿 pH 往往低于健康人,当晨尿 pH<6.0 时,需碱化尿液,保持尿 pH 在 6.2~6.9,有利于尿酸盐结晶溶解和排出。碱化尿液过程中应定期监测尿 pH,因尿 pH>7.0 易形成草酸钙及其他类结石。常用的碱性药物有碳酸氢钠和枸橼酸氢钾钠。

(1)口服碳酸氢钠(小苏打):每次 0.5~1g,每日 3 次。由于本品在胃中产生二氧化碳,增加胃内压,从而引起嗳气和继发性胃酸分泌增加,长期大量服用可引起碱血症,以及钠负荷增加而诱发的充血性心力衰竭和水肿。晨尿酸性时,晚上加服乙酰唑胺 250mg,以增加尿酸溶解度,避免结石形成。

(2)枸橼酸钾钠合剂(Shohl 溶液:枸橼酸钾 140g,枸橼酸钠 98g,加蒸馏水至 1 000ml):每次 10~30ml,每日 3 次。使用时应监测血钾浓度,避免发生高钾血症。

(3)枸橼酸氢钾钠颗粒:该药禁用于急性或慢性肾衰竭患者、严重的酸碱

平衡失调(碱代谢)或慢性泌尿道尿素分解菌感染患者,也禁用于不能使用氯化钠的患者。该药不宜用于肾排泄功能受损、代谢性碱中毒、高钾血症、遗传性周期性麻痹、尿素分解杆菌引起的慢性尿道感染(感染性结石风险)、低钠饮食及枸橼酸氢钾钠过敏者。

(二)治疗路径

痛风预防和治疗的关键在于 HUA 的治疗。研究发现,在痛风急性期时,11%~49% 的患者的 SUA 处于正常水平,这类患者有 81% 在 1 个月左右尿酸会升高。痛风急性期 SUA 正常的原因有:①在急性炎症及应激情况下,SUA作为急性期反应物临时降低;②在急性期,肾脏尿酸的排泄增加;③部分患者在痛风发作时停止了一些引起 HUA 的因素,如停用利尿剂、减肥或戒啤酒。因此 SUA 作为痛风急性发作期的诊断价值有限。

确诊痛风后 SUA 的控制目标要低于诊断标准,即长期控制到 300μmol/L以下,以防止痛风反复发作。需要注意的是,对启动降尿酸治疗的时机,国内外意见存在一些不同。《中国高尿酸血症与痛风诊疗指南(2019)》指出,痛风急性发作时应该待症状缓解 2~4 周再起始降尿酸治疗,正在服降尿酸药物者不建议停药;而 2020 年美国风湿病学会(ACR)指南则认为,只要具有降尿酸治疗的指征,有条件推荐发作期间就应开始降尿酸治疗,而不是等急性发作缓解后再开始。

第二节 高尿酸血症与痛风的药物治疗

高尿酸血症与痛风的治疗既强调急性发作期症状的治疗,也注重缓解期的降尿酸治疗。

一、急性发作期药物

缓解痛风急性发作的药物主要有全身用和关节内注射糖皮质激素、非甾体抗炎药(nonsteroidal anti-inflammatory drug,NSAID)、秋水仙碱以及抑制IL-1β 的生物制剂。痛风急性发作期,应及早、足量使用非甾体抗炎药、秋水仙碱、糖皮质激素。

(一)糖皮质激素

1. 作用机制及药效评价 糖皮质激素具有强大的抗炎作用,起效迅速,主要用于非甾体抗炎药和秋水仙碱效果不明显或者不耐受患者。使用方式主要以关节腔内或局部注射倍他米松、曲安奈德等为主,也可口服泼尼松。给药途径的选择取决于多个因素,包括受累关节数量、患者意愿、患者和医师是否能及时到位、医师的关节注射技术经验等。

2. 用法、用量　对大多数使用口服糖皮质激素(如泼尼松或者泼尼松龙)，特别是因多关节受累而不宜行关节内注射糖皮质激素，或者实际条件不适合关节注射的患者，推荐用泼尼松(或等效的糖皮质激素)30~40mg/d，待症状缓解后逐渐减量，通常用7~10日减停。

若痛风患者只有1~2个关节有活动性炎症或不能口服药物，而且感染可能性极低，则建议关节穿刺，抽取关节液并于关节内注射糖皮质激素：曲安奈德(或等效剂量的醋酸甲泼尼龙)的用法为大关节(如膝关节)40mg，中关节(如腕关节、踝关节、肘关节)30mg，小关节10mg。

对于多关节受累、不能口服给药并且不适合关节内注射糖皮质激素治疗的患者，一般建议静脉或肌内注射糖皮质激素进行治疗。

3. 不良反应　短期使用中到大剂量糖皮质激素的常见不良反应包括：高血糖、高血压和水电解质紊乱、感染加重，但大多数患者都能良好耐受。

4. 禁忌证　严重精神病史、癫痫、活动性消化性溃疡、骨折、未能控制的感染、活动性肺结核、较严重的骨质疏松、对糖皮质激素类药物过敏者等禁用。

5. 使用注意事项　妊娠期妇女或育龄期妇女使用糖皮质激素只有在权衡药物对母体与胎儿的利弊后才可使用。妊娠期接受大剂量糖皮质激素类药物的母亲生下的婴儿应仔细观察肾上腺功能减退的征象。

(二)非甾体抗炎药

1. 作用机制及药效评价　NSAID可通过抑制环氧合酶-2来抑制前列腺素的合成，从而产生镇痛、抗炎、解热作用。小剂量的阿司匹林可使血尿酸明显升高，故不选择水杨酸类的NSAID。研究表明其他的NSAID治疗痛风发作的疗效相当。

2. 用法、用量　常用的NSAID的用法、用量有：吲哚美辛25~50mg，每日3次；布洛芬缓释片300mg，每日2次；双氯芬酸75mg，每日1~2次；美洛昔康15mg，每日1次；塞来昔布200mg，每日2次。

3. 不良反应

(1)胃肠道反应：可出现上腹不适、隐痛、恶心、呕吐等。

(2)肝脏功能受损。

(3)神经系统：可出现头痛、头晕、耳鸣、耳聋、弱视、嗜睡、失眠、感觉异常、麻木等。

(4)泌尿系统：可引起尿蛋白、管型，尿中可出现红、白细胞等，严重者可引起间质性肾炎。

(5)血液系统：部分NSAID可引起粒细胞减少、再生障碍性贫血、凝血障碍等。

(6)过敏反应。

4. 禁忌证

(1)肌酐清除率低于 60ml/(min·1.73m^2)的慢性肾脏病(chronic kidney disease,CKD)。

(2)活动性十二指肠溃疡或胃溃疡。

(3)心血管疾病,特别是难以控制的心力衰竭或高血压。

(4)NSAID 过敏。

(5)正在进行抗凝治疗。

(三)秋水仙碱

1. 作用机制及药效评价　秋水仙碱可与中性粒细胞微管蛋白的亚单位结合而改变细胞膜功能,阻止中性粒细胞的活化、脱粒、迁移。秋水仙碱可治疗痛风性关节炎的急性发作,预防复发性痛风性关节炎的急性发作。

2. 用法、用量　急性期:成人常用量为每 1~2 小时服 0.5~1mg,直至关节症状缓解,或出现腹泻或呕吐,达到治疗量一般为 3~5mg,24 小时内不宜超过 6mg,停服 72 小时后每日量为 0.5~1.5mg,分次服用,共 7 日。

预防:每日 0.5~1.0mg,分次服用,但疗程酌定,如出现不良反应应随时停药。

根据近年来多项研究的结果,目前秋水仙碱一般推荐小剂量使用,0.5mg b.i.d.,连续使用 3~6 个月,必要时终身使用。痛风发作 2 小时内使用效果明显,多用于痛风发作的预防。

3. 不良反应

(1)胃肠道:腹泻、恶心、呕吐等。

(2)血液系统:骨髓抑制。

4. 禁忌证　对骨髓增生低下及肝肾功能不全者禁用。

5. 特殊人群使用注意事项　老年人应减少剂量。

二、降尿酸药物

一般急性症状缓解 2 周后开始降尿酸治疗,或在急性期抗炎治疗的基础上立即进行降尿酸治疗,维持血尿酸在目标范围内。为避免血尿酸波动,已服用降尿酸药物者急性发作时不需停药。目前临床常用的降尿酸药物按作用机制可分为①抑制尿酸合成的药物:别嘌醇、非布司他;②增加尿酸排泄的药物:苯溴马隆、丙磺舒。根据患者的病情及 HUA 分型,药物的适应证、禁忌证及其注意事项等进行药物的选择和应用。

（一）抑制尿酸合成的药物——别嘌醇

1. 作用机制及药效评价　别嘌醇及其代谢产物氧嘌呤醇通过抑制黄嘌呤氧化酶的活性（后者能使次黄嘌呤转化为黄嘌呤，再使黄嘌呤转化为尿酸），减少尿酸的生成。

适应证：①慢性原发性或继发性痛风的治疗，控制急性痛风发作时，须同时应用秋水仙碱或其他抗炎药，尤其是在治疗开始的几个月内；②用于治疗伴有或不伴有痛风症状的尿酸性肾病；③用于反复发作性尿酸结石患者；④用于预防白血病、淋巴瘤或其他肿瘤在化疗或放疗后继发的组织内尿酸盐沉积、肾结石等。

2. 用法、用量

（1）小剂量起始，逐渐加量。初始剂量为每次 50mg，每日 2~3 次。起始用小剂量可以减少早期治疗开始时的烧灼感，也可以避免严重的别嘌醇相关的超敏反应。2~3 周后增至每日 200~400mg，分 2~3 次服用；严重痛风者每日可用至 600mg。维持量成人每次 100~200mg，每日 2~3 次。

（2）肾功能下降时，如 Ccr<60ml/min，别嘌醇应减量，推荐剂量为 50~100mg/d，Ccr<15ml/min 禁用。儿童治疗继发性 HUA 常用量：6 岁以内每次 50mg，每日 1~3 次；6~10 岁，每次 100mg，每日 1~3 次。剂量可酌情调整。同样需要多饮水，碱化尿液。

（3）别嘌醇可引起药物超敏综合征、重症多形红斑型药疹、中毒性表皮坏死松解症等严重皮肤不良反应，人白细胞抗原 *HLA-B*5801* 等位基因与别嘌醇的重症药敏有很强的相关性。FDA 推荐亚裔人群用药前应先测基因。

3. 不良反应

（1）皮疹：可呈瘙痒性丘疹或荨麻疹。如皮疹广泛而持久，及经对症处理无效，并有加重趋势时必须停药。

（2）胃肠道反应：包括腹泻、恶心、呕吐和腹痛等。

（3）白细胞减少，或血小板减少，或贫血，或骨髓抑制，均应考虑停药。

（4）其他有脱发、发热、淋巴结肿大、肝毒性、间质性肾炎及过敏性血管炎等。

（5）偶有发生严重的"别嘌醇超敏反应综合征"报道。

4. 禁忌证　对别嘌醇过敏、严重肝肾功能不全和明显血细胞低下者禁用。

5. 特殊人群使用注意事项

（1）尚缺乏妊娠期妇女及哺乳期妇女用药的循证证据。

（2）老年人应谨慎用药，并减少每日用量。

(3) 儿童用药剂量应酌情调整。

(二) 抑制尿酸合成的药物——非布司他

1. 作用机制及药效评价 非布司他也是一种黄嘌呤氧化酶抑制剂,能够抑制黄嘌呤氧化酶,从而抑制尿酸的合成,降低血清尿酸浓度。

适应证:适用于痛风患者高尿酸血症的长期治疗;不推荐用于无临床症状的高尿酸血症。

2. 用法、用量 非布司他片的口服推荐剂量为 40mg 或 80mg,每日 1 次。推荐起始剂量为 20mg/d;如果 2 周后,血尿酸水平仍不低于 360μmol/L,建议剂量可增加 20mg/d,最大剂量为 80mg,每日 1 次。

3. 不良反应

(1) 皮肤:皮疹。

(2) 胃肠道:恶心。

(3) 肌肉骨骼系统:关节痛。

(4) 心血管系统:FDA 黑框警告非布司他可能带来心血管风险。

(5) 肝脏:肝功能异常,GPT、GOT 水平升高。

(6) 肌肉骨骼系统:急性痛风发作。

(7) 神经系统:脑血管意外。

4. 禁忌证 非布司他与硫唑嘌呤、巯嘌呤存在配伍禁忌,禁止同时服用。

5. 特殊人群使用注意事项

(1) 确认潜在益处大于风险时,妊娠期才能使用非布司他。

(2) 老年人无须调整剂量。

(3) 尚缺乏明确的循证证据证明儿童用药的安全性和有效性。

(三) 增加尿酸排泄的药物——苯溴马隆

1. 作用机制及药效评价 苯溴马隆的作用机制是通过抑制肾小管对尿酸的重吸收,从而降低血中尿酸浓度。

适应证:原发性和继发性高尿酸血症,痛风性关节炎间歇期及痛风结节肿等。

通常情况下苯溴马隆服用 6~8 天后可使 SUA 明显下降,坚持服用可使体内 SUA 维持达标水平;长期使用 1 年以上可以有效溶解痛风石。

2. 用法、用量 成人起始剂量为 25mg,每日 1 次,早餐后服用,1 周后检查血尿酸浓度;亦可于治疗初期每日 100mg,早餐后服用,待血尿酸降至正常范围内改为每日 50mg。

治疗期间需大量饮水以增加尿量(饮水量不得少于 1 500ml/d),促进尿酸排泄,避免在泌尿系统形成结石。在开始用药的前 2 周可酌情给予碳酸氢钠或枸橼酸合剂,使患者尿液的 pH 保持在 6.2~6.9,并定期测量尿液的酸碱度。

3. 不良反应

(1)胃肠道反应:如恶心、呕吐、胃内饱胀感和腹泻等现象。

(2)极少出现荨麻疹(风疹)、变态性的局部皮肤湿疹(皮疹)。

4. 禁忌证

(1)对苯溴马隆中任何成分过敏者。

(2)中至重度肾功能损害者(肾小球滤过率低于 20ml/min)及患有肾结石的患者。

5. 特殊人群使用注意事项

(1)妊娠期妇女、有可能怀孕妇女以及哺乳期妇女禁用。

(2)老年人一般生理功能下降,应减量使用或者遵医嘱。

(3)尚缺乏明确的循证证据证明儿童用药的安全性和有效性。

(四)增加尿酸排泄的药物——丙磺舒

1. 作用机制及药效评价　丙磺舒可通过抑制尿酸盐在肾小管的主动重吸收,增加尿酸盐的排泄,降低血中尿酸盐的浓度,从而减少尿酸沉积。

适应证:高尿酸血症伴慢性痛风性关节炎及痛风石,但必须满足①肾小球滤过滤大于 50~60ml/min;②无肾结石或肾结石史;③非酸性尿;④不服用水杨酸类药物者。

2. 用法、用量　成人每次 0.25g,每日 2 次,1 周后可增至每次 0.5g,每日 2 次。根据临床表现及血和尿尿酸水平调整药物用量,原则上以最小有效量维持。

3. 不良反应

(1)皮肤:Stevens-Johnson 综合征。

(2)血液系统:再生障碍性贫血、白细胞减少症、中性粒细胞减少症、血小板减少症。

(3)肝脏:肝坏死。

(4)免疫系统:过敏反应。

(5)肾脏:肾病综合征(罕见)。

4. 禁忌证

(1)年龄小于 2 岁的儿童。

(2)对丙磺舒过敏者。

(3)肾尿酸结石者。

(4)肾功能不全者。

(5)伴有肿瘤的高尿酸血症者,或使用细胞毒性抗癌药、放射治疗患者,均不宜使用本品,因可引起急性肾病。

5. 特殊人群使用注意事项

(1)本药可透过胎盘,国内资料指出妊娠期、哺乳期妇女禁用。

(2)老年人因肾功能减退,应酌情减量。

(3)儿童用药应根据体重酌情调整。

第三节　高尿酸血症与痛风特殊情况用药原则

一、抗凝治疗患者的高尿酸血症与痛风用药原则

1. 对于使用抗凝药物的患者,急性发作期可使用低剂量秋水仙碱,该药有效、方便、不影响凝血,亦无须行关节穿刺和关节内注射糖皮质激素。

2. 患者因多关节受累或其他原因而无法行关节穿刺时,可口服糖皮质激素。

3. 接受抗凝治疗的患者在仅有 1~2 个关节受累时也可以选择关节穿刺和关节内注射糖皮质激素。需要注意的是应避免关节积血。

4. 接受抗凝治疗的患者若不能使用糖皮质激素和秋水仙碱,必要时可使用塞来昔布。塞来昔布没有非选择性 NSAID 的抗血小板作用。

二、老年患者的高尿酸血症与痛风用药原则

1. 由于老年人基础疾病较多,同时使用多种药物,且肾功能随年龄增加而下降等原因,老年痛风患者的治疗管理较为复杂。

2. 基于老年患者的特点,NSAID 和秋水仙碱往往不适宜作为老年患者痛风治疗的首选药物,但没有禁忌证的患者仍可使用。此外根据美国老年医学会(AGS)发布的《老年人潜在不恰当用药的比尔斯标准(Beers Criteria)》,由于吲哚美辛的不良反应发生风险大于其他 NSAID,不推荐用于老年患者。

3. 老年患者一般可以耐受短期糖皮质激素治疗。

4. 尤其需要注意的是,心力衰竭、肾损伤或有消化道疾病的老年患者禁用 NSAID。老年人使用秋水仙碱时需考虑:胃肠道不耐受、肝肾功障碍时的剂量调整、潜在的药物相互作用,以及费用较高问题。

三、终末期肾疾病和移植患者的高尿酸血症与痛风用药原则

1. 对于需要长期透析的晚期慢性肾病(chronic kidney disease,CKD)或终末期肾病患者,一般推荐采用关节内、口服或胃肠外糖皮质激素治疗。

2. 长期血液透析的患者也可使用 NSAID 来代替糖皮质激素,特别是发

作症状轻微可以降低剂量、缩短疗程的患者。另外血液透析患者需要考虑同时进行抗凝治疗以及发生胃肠道毒性的风险。

3. 有残余肾功能包括腹膜透析患者在内的患者不应使用 NSAID，因为有恶化肾功能的风险。若要使用 NSAID，必须请肾脏科医师会诊后才能使用。

4. 由于血液透析无法清除秋水仙碱导致发生毒性反应的风险增加，血液透析患者痛风发作时一般不用秋水仙碱。

5. 接受器官移植的患者，尿酸排泄减少，且通常使用环孢素，使得痛风发作的治疗难度增加。秋水仙碱、NSAID 和糖皮质激素理论上均可以使用，但使用时通常需调整给药剂量、频率和疗程。

四、妊娠期及哺乳期妇女的高尿酸血症与痛风用药原则

1. 妊娠期女性痛风发作时，一般推荐使用口服糖皮质激素；NSAID 只能在妊娠的前 20~30 周内使用；禁用秋水仙碱。

2. 除了其他常见问题以外，在妊娠期妇女中使用糖皮质激素的禁忌证还包括高血压或糖尿病控制不佳。对这类患者可采用对症治疗措施，如冰敷和保护炎症累及部位。

3. 对于哺乳期女性，推荐使用糖皮质激素或 NSAID 治疗，避免使用秋水仙碱。

4. 痛风极少在妊娠期和哺乳期发作。高尿酸血症在育龄期女性的患病率也很低。因此，在妊娠期或哺乳期发生类似痛风的急性炎症性关节炎时，应注意排除其他诊断，例如化脓性关节炎。

5. 尽管痛风在妊娠期或哺乳期发作罕见，但在家族性幼年型高尿酸血症肾病、不明原因肾损伤和妊娠糖尿病的女性患者中也有报道。

6. 秋水仙碱用于妊娠期和哺乳期痛风治疗的证据还不充分。家族性地中海热患者和心包疾病患者在妊娠期和哺乳期使用秋水仙碱治疗的相关研究并没有发现使用该药会增加不良反应。然而，有报道使用秋水仙碱可引起染色体损伤和在母乳中检出秋水仙碱，这引起了人们对妊娠期和哺乳期使用秋水仙碱的安全性的顾虑。

7. 对于少数因在妊娠或哺乳期痛风反复发作而需要预防治疗的患者，鉴于秋水仙碱和 NSAID 都不合适，可选择每日低剂量糖皮质激素方案。

第四节　常见处方审核案例详解

高尿酸血症与痛风属于慢性病，不同分型不同阶段的高尿酸血症与痛风治疗方案存在差异，同时常伴有多种并发症或合并症，患者在用药上常呈现出

多样性,合并用药的情况多见。为规范处方审核工作,促进合理用药,保障患者用药安全,编者根据国家《医疗机构处方审核规范》《医院处方点评管理规范(试行)》《北京市医疗机构处方专项点评指南(试行)》等文件的指导原则,列举以下案例和解析,以期为药师处方审核提供参考。

一、适应证不适宜

案例 1
【处方描述】

性别:男　年龄:28 岁
临床诊断:痛风急性发作。
处方内容:
别嘌醇片　100mg×42 片　100mg　t.i.d.　p.o.

【处方问题】适应证不适宜。

【机制分析】别嘌醇及其代谢产物氧嘌呤醇通过抑制黄嘌呤氧化酶的活性减少尿酸的生成,为降尿酸药物。该患者为痛风急性发作期,治疗重点为积极止痛缓解症状,应及早、足量使用非甾体抗炎药、秋水仙碱、糖皮质激素,而不应只考虑降尿酸治疗。本处方属适应证不适宜。

【干预建议】建议加用非甾体抗炎药、秋水仙碱或糖皮质激素治疗。一般急性症状缓解 2 周后开始降尿酸治疗,已服用降尿酸药物者急性发作时不需停用。

案例 2
【处方描述】

性别:男　年龄:56 岁
临床诊断:痛风。
处方内容:
头孢呋辛酯片　　　　　250mg×6 片　　　　250mg　b.i.d.　p.o.
醋酸泼尼松片　　　　　5mg×18 粒　　　　　10mg　t.i.d.　p.o.

【处方问题】适应证不适宜。

【机制分析】痛风是一种由单钠尿酸盐沉积所致的晶体相关性关节病,与嘌呤代谢紊乱和 / 或尿酸排泄减少所致的高尿酸血症直接相关,属代谢性疾病范畴。痛风非细菌感染所致,没有抗菌药物使用指征。本处方属适应证不适宜。

【干预建议】建议根据痛风治疗方案选用合适药物。

案例3
【处方描述】

性别:男　年龄:53 岁

临床诊断:痛风。

处方内容:

0.9% 生理盐水 100ml+ 阿莫西林克拉维酸钾 0.6g　b.i.d.　iv.gtt

0.9% 生理盐水 100ml+ 地塞米松 15mg　q.d.　iv.gtt

碳酸氢钠注射液 250ml　q.d.　iv.gtt

【处方问题】适应证不适宜。

【机制分析】痛风是一种由单钠尿酸盐沉积所致的晶体相关性关节病,与嘌呤代谢紊乱和 / 或尿酸排泄减少所致的高尿酸血症直接相关,属代谢性疾病范畴。痛风非细菌感染所致,没有抗菌药物使用指征。本处方属适应证不适宜。

【干预建议】建议根据痛风治疗方案选用合适药物,如需使用抗菌药物应完善临床诊断。

案例4
【处方描述】

性别:男　年龄:60 岁

临床诊断:骨性关节炎。

处方内容:

别嘌醇片　　　　　　100mg×42 片　　　　　100mg　t.i.d.　p.o.

塞来昔布　　　　　　200mg×6 粒　　　　　200mg　q.d.　p.o.

【处方问题】适应证不适宜。

【机制分析】骨性关节炎为一种退行性病变,系由于增龄、肥胖、劳损、创伤、关节先天性异常、关节畸形等诸多因素引起的关节软骨退化损伤、关节边缘和软骨下骨反应性增生,不是由于高尿酸血症引起,不需要降尿酸治疗,使用别嘌醇不合适。本处方属适应证不适宜。

【干预建议】根据诊断选择对应的治疗方案。

案例5
【处方描述】

性别:男 年龄:90岁

临床诊断:高尿酸血症。

处方内容:

格列齐特缓释片	30mg×30 片	60mg	q.d.	p.o.
别嘌醇片	100mg×42 片	100mg	t.i.d.	p.o.

【处方问题】适应证不适宜。

【机制分析】处方中格列齐特属于口服降糖药,患者仅诊断为高尿酸血症。本处方属适应证不适宜。

【干预建议】建议完善临床诊断,补充格列齐特用药的诊断,或者根据患者实际患病情况调整处方用药。

案例6
【处方描述】

性别:男 年龄:70岁

临床诊断:痛风。

处方内容:

雷贝拉唑钠肠溶胶囊	20mg×28 粒	20mg	t.i.d.	p.o.
格列齐特缓释片	30mg×30 片	60mg	q.d.	p.o.
盐酸二甲双胍片	0.5g×60 片	0.5g	t.i.d.	p.o.
别嘌醇片	100mg×42 片	100mg	t.i.d.	p.o.
塞来昔布	200mg×6 粒	200mg	q.d.	p.o.

【处方问题】适应证不适宜。

【机制分析】处方中格列齐特缓释片和盐酸二甲双胍片均为口服降糖药,雷贝拉唑钠为质子泵抑制剂,主要用于消化道疾病的治疗。处方诊断仅为痛风。本处方属适应证不适宜。

【干预建议】建议完善临床诊断,或者根据患者实际患病情况调整处方用药。

案例7

【处方描述】

性别:女 年龄:72岁

临床诊断:痛风。

处方内容:

醋酸泼尼松片	5mg×18粒	10mg	t.i.d.	p.o.
阿普唑仑片	0.4g×7片	0.4g	q.n.	p.o.
苯溴马隆	50mg×20片	100mg	q.d.	p.o.

【处方问题】适应证不适宜。

【机制分析】患者临床诊断为痛风,阿普唑仑片药品说明书中适用于焦虑、紧张、激动,也可用于催眠或焦虑的辅助用药,并无使用阿普唑仑片的指征。本处方属适应证不适宜。

【干预建议】建议完善临床诊断,或者根据患者实际患病情况调整处方用药。

二、用法、用量不适宜

案例8

【处方描述】

性别:男 年龄:53岁

临床诊断:痛风。

处方内容:

| 别嘌醇片 | 100mg×105片 | 500mg | t.i.d. | p.o. |
| 塞来昔布 | 200mg×7粒 | 200mg | q.d. | p.o. |

【处方问题】用法、用量不适宜。

【机制分析】根据药品说明书,别嘌醇成人常用量:初始剂量每次50mg(半片),每日1~2次,每周可递增50~100mg(0.5~1片),至每日200~300mg(2~3片),分2~3次服。每2周测血和尿中尿酸水平,如已达正常水平,则不再增量,如仍高可再递增。但每日最大量不得大于600mg(6片)。本处方属用法、用量不适宜。

【干预建议】建议调整别嘌醇片用法、用量。

案例 9

【处方描述】

性别:男 年龄:64 岁

临床诊断:高尿酸血症。

处方内容:

苯溴马隆	50mg×21 片	50mg	t.i.d. p.o.

【处方问题】用法、用量不适宜。

【机制分析】苯溴马隆用法、用量为成人一般每次 50mg,每日 1 次,早餐后服用,1 周后检查血尿酸浓度;亦可于治疗初期每日 100mg,早餐后服用,待血尿酸降至正常范围内改为每日 50mg。

治疗期间需大量饮水以增加尿量(饮水量不得少于 1 500ml/d),以促进尿酸排泄,而避免在泌尿系统形成结石。在开始用药的前 2 周可酌情给予碳酸氢钠或枸橼酸合剂,使患者尿液的 pH 调节在 6.2~6.9。并定期测量尿液的酸碱度。本处方属用法、用量不适宜。

【干预建议】建议调整上述苯溴马隆的使用频次。

三、联合用药不适宜

案例 10

【处方描述】

性别:男 年龄:49 岁

临床诊断:痛风;上消化道出血。

处方内容:

洛索洛芬钠片	200mg×6 粒	200mg	q.d. p.o.
醋酸泼尼松片	5mg×36 粒	10mg	t.i.d. p.o.

【处方问题】联合用药不适宜。

【机制分析】因为该方案中洛索洛芬、泼尼松均可引起胃肠黏膜损害,两者联用容易导致消化道出血。对痛风发作时疼痛严重者,可采用以下的联合用药,如秋水仙碱＋糖皮质激素或秋水仙碱＋非甾体抗炎药。本处方属联合用药不适宜。

【干预建议】建议改成秋水仙碱＋糖皮质激素或秋水仙碱＋非甾体抗

炎药。

案例 11

【处方描述】

性别:男　年龄:62 岁

临床诊断:痛风;肾炎。

处方内容:

别嘌醇片	100mg×42 片	100mg	t.i.d.	p.o.
硫唑嘌呤	50mg×14 片	50mg	q.d.	p.o.

【处方问题】联合用药不适宜。

【机制分析】别嘌醇通过抑制黄嘌呤氧化酶和/或硫嘌呤甲基转移酶降低硫唑嘌呤的代谢,导致其血液毒性增加。临床研究和病例报告显示,联合应用会导致骨髓抑制,引起全血细胞减少。本处方属联合用药不适宜。

【干预建议】避免联用,如必须合用时,应降低硫唑嘌呤的用量,密切监测血液学参数。

案例 12

【处方描述】

性别:男　年龄:86 岁

临床诊断:痛风。

处方内容:

别嘌醇片	100mg×42 片	100mg	t.i.d.	p.o.
非布司他	40mg×14 片	40mg	q.d.	p.o.

【处方问题】联合用药不适宜。

【机制分析】别嘌醇与非布司他均为抑制尿酸合成的药物。别嘌醇及其代谢产物氧嘌呤醇通过抑制黄嘌呤氧化酶的活性(后者能使次黄嘌呤转为黄嘌呤,再使黄嘌呤转变成尿酸),减少了尿酸的生成。非布司他也是一种黄嘌呤氧化酶抑制剂,能够抑制黄嘌呤氧化酶,从而抑制尿酸的合成,降低血清尿酸浓度。两药作用机制类似,不建议联合用药。本处方属联合用药不适宜。

【干预建议】建议选择其中一种药物进行降尿酸治疗,或者选用不同机制的降尿酸药物联用。

案例 13
【处方描述】

性别:女　年龄:50 岁

临床诊断:痛风急性发作。

处方内容:

塞来昔布	200mg×6 粒	200mg	q.d.	p.o.
洛索洛芬钠片	200mg×6 粒	200mg	q.d.	p.o.

【处方问题】联合用药不适宜。

【机制分析】NSAID 可通过抑制环氧合酶来抑制前列腺素的合成,从而产生镇痛、抗炎、解热作用。两个 NSAID 联合使用增加毒性。本处方属联合用药不适宜。

【干预建议】只保留其中一个品种。

四、遴选药品不适宜

案例 14
【处方描述】

性别:女　年龄:72 岁

临床诊断:慢性心力衰竭;痛风。

处方内容:

别嘌醇片	100mg×42 片	100mg	t.i.d.	p.o.
氢氯噻嗪片	25mg×28 片	25mg	b.i.d.	p.o.
地高辛片	0.25mg×7 片	0.125mg	q.d.	p.o.

【处方问题】遴选药品不适宜。

【机制分析】几乎所有排钾利尿剂都有抑制尿酸排泄作用,长时间应用都可能抑制尿酸排泄,升高血尿酸水平,促发或加重痛风。约 20% 高尿酸血症患者为利尿剂所引起,绝大部分与噻嗪类利尿剂有关。噻嗪类利尿剂能干扰尿酸排出,使血尿酸水平升高,但通常不会导致尿酸蓄积,多无须治疗;已患痛风者为噻嗪类利尿剂应用禁忌证。该心力衰竭患者必须使用利尿剂时建议优选非噻嗪类利尿剂。本处方属遴选药品不适宜。

【干预建议】停用氢氯噻嗪片,改用其他非噻嗪类利尿剂。

案例 15
【处方描述】

性别：男　年龄：79 岁

临床诊断：慢性肾衰竭；痛风。

处方内容：

苯溴马隆	50mg×20 片	100mg	q.d.	p.o.
塞来昔布	200mg×6 粒	200mg	q.d.	p.o.

【处方问题】遴选药品不适宜。

【机制分析】苯溴马隆的作用机制是通过抑制肾小管对尿酸的重吸收，从而降低血中尿酸浓度。中至重度肾功能损害者（肾小球滤过率低于 20ml/min）禁用。本处方属遴选药品不适宜。

【干预建议】可选用别嘌醇、非布司他等抑制尿酸合成的药物代替增加尿酸排泄的药物。

案例 16
【处方描述】

性别：男　年龄：40 岁

临床诊断：痛风；肾结石。

处方内容：

苯溴马隆	50mg×20 片	100mg	q.d.	p.o.
塞来昔布	200mg×6 粒	200mg	q.d.	p.o.

【处方问题】遴选药品不适宜。

【机制分析】苯溴马隆的作用机制是通过抑制肾小管对尿酸的重吸收，从而降低血中尿酸浓度。治疗期间容易在泌尿系统形成尿酸结晶进而导致形成结石，需大量饮水以增加尿量（饮水量不得少于 1 500ml/d），以促进尿酸排泄，而避免在泌尿系统形成结石。在开始用药的前 2 周可酌情给予碳酸氢钠或枸橼酸合剂，使患者尿液的 pH 调节在 6.2~6.9，并定期测量尿液的酸碱度。苯溴马隆不适用于肾结石的患者。本处方属遴选药品不适宜。

【干预建议】可选用别嘌醇、非布司他等抑制尿酸合成的药物代替增加尿酸排泄的药物。

案例 17

【处方描述】

性别:男　年龄:60 岁

临床诊断:上消化道出血;痛风。

处方内容:

苯溴马隆	50mg×20 片	100mg	q.d.	p.o.
洛索洛芬钠片	200mg×6 粒	200mg	q.d.	p.o.

【处方问题】遴选药品不适宜。

【机制分析】洛索洛芬是一种临床常用的非甾体抗炎药,在该处方中用于痛风急性期的对症治疗。但洛索洛芬为非选择性的环氧合酶抑制剂,可通过抑制胃肠黏膜中的 COX-1 阻碍具有黏膜保护作用的前列腺素的产生,导致消化性溃疡、出血、穿孔等消化系统不良反应发生率增加,因此禁用于有活动性消化性溃疡/出血,或者既往曾复发溃疡/出血的患者。该患者有上消化道出血,本处方属遴选药品不适宜。

【干预建议】建议将洛索洛芬更换为秋水仙碱或选择性 COX-2 抑制剂,如美洛昔康。

五、合并问题

案例 18

【处方描述】

性别:男　年龄:60 岁

临床诊断:痛风;消化性溃疡。

处方内容:

洛索洛芬钠片	200mg×6 粒	200mg	q.d.	p.o.
醋酸泼尼松片	5mg×36 粒	10mg	t.i.d.	p.o.
别嘌醇片	100mg×18 片	300mg	t.i.d.	p.o.

【处方问题】联合用药不适宜;用法、用量不适宜。

【机制分析】洛索洛芬、泼尼松联合用药不适宜,别嘌醇用量偏大。①该方案中洛索洛芬、泼尼松均可导致胃肠黏膜损害,两者联用容易引起消化道出血。对痛风发作时疼痛严重者,可采用以下的联合用药,如秋水仙碱+糖皮质激素或秋水仙碱＋非甾体抗炎药。②根据别嘌醇片药品说明书,成人常用量:初始剂量每次 50mg(半片),每日 1~2 次,每周可递增 50~100mg(0.5~1 片),至每日 200~300mg(2~3 片),分 2~3 次服。每 2 周测血和尿中尿酸水平,如已达正常水平,则不再增量,如仍高可再递增。但每日最大量不得大于 600mg(6 片)。本处方属联合用药不适宜,用法、用量不适宜。

【干预建议】建议改成秋水仙碱＋糖皮质激素或秋水仙碱＋非甾体抗炎药,并减少别嘌醇片用量。

案例 19

【处方描述】

性别:男;年龄:40 岁
临床诊断:痛风;慢性肾衰竭。
处方内容:

苯溴马隆	50mg×20 片	100mg t.i.d. p.o.	

【处方问题】遴选药品不适宜;用法、用量不适宜。

【机制分析】①苯溴马隆的作用机制是通过抑制肾小管对尿酸的重吸收,从而降低血中尿酸浓度,容易在泌尿系统形成尿酸结晶进而导致形成结石,需大量饮水以增加尿量(饮水量不得少于 1 500ml/d),以促进尿酸排泄,而避免在泌尿系统形成结石,中至重度肾功能损害者(肾小球滤过率低于 20ml/min)及患有肾结石的患者禁用。②苯溴马隆用法、用量为成人一般每次 50mg,每日 1 次,早餐后服用,1 周后检查血尿酸浓度;亦可于治疗初期每日 100mg,早餐后服用,待血尿酸降至正常范围内改为每日 50mg。本处方属遴选药品不适宜,用法、用量不适宜。

【干预建议】可选用别嘌醇、非布司他等抑制尿酸合成的药物代替增加尿酸排泄的药物,并根据患者实际肌酐清除率的情况进行剂量调整。

第五节　小　结

1. 高尿酸血症与痛风是由嘌呤代谢及尿酸排泄减少引起的的代谢性疾病,发病率逐年升高,是影响人类健康与生活的常见慢性病之一。

2. 高尿酸血症与痛风在临床上分为原发型和继发型。

3. 高尿酸血症与痛风药物治疗主要有急性发作期的药物治疗和降尿酸药物治疗。

4. 急性发作期的药物治疗主要有非甾体抗炎药、秋水仙碱、糖皮质激素。

5. 降尿酸药物主要有抑制尿酸合成的药物如别嘌醇、非布司他和增加尿酸排泄的药物如苯溴马隆、丙磺舒。

6. 治疗高尿酸血症与痛风的药物的处方审核应按照《医疗机构处方审核规范》《医院处方点评管理规范（试行）》等文件，对处方的合法性、规范性、适宜性进行审核。

（陈广惠　陈泽鹏）

参考文献

［1］林果为，王吉耀，葛均波. 实用内科学. 15 版. 北京：人民卫生出版社，2017.

［2］葛均波，徐永健. 内科学. 8 版. 北京：人民卫生出版社，2013.

［3］母义明，郭代红，彭永德，等. 临床药物治疗学：内分泌代谢疾病. 北京：人民卫生出版社，2017.

［4］中华医学会内分泌学分会. 高尿酸血症和痛风治疗的中国专家共识. 中华内分泌代谢杂志，2013, 29 (11)：913-920.

［5］中华医学会风湿病学分会. 2016 中国痛风诊疗指南. 中华内科杂志，2016, 55 (11)：892-899.

［6］STAMP L K, JORDAN S. The challenges of gout management in the elderly. Drug Aging, 2011, 28 (8)：591-603.

［7］FRAVEL M, ERNST M. Management of gout in the older adult. Am J Geriatr Pharmacother, 2011, 9 (5)：271-285.

［8］VAN VEEN T R, HAERI S. Gout in pregnancy: a case report and review of the literature. Gynecol Obstet Invest, 2015, 79 (4)：217-221.

［9］BEN-CHETRIT E, SCHERRMANN J M, LEVY M. Colchicine in breast milk of patients with familial Mediterranean fever. Arthritis Rheum, 2010, 39 (7)：1213-1217.

第六章
糖皮质激素类药物处方审核案例详解

第一节　糖皮质激素类药物概述

一、糖皮质激素的概念

肾上腺皮质激素是肾上腺皮质所合成和分泌激素的总称,简称皮质激素。肾上腺皮质激素按生理功能可分为糖皮质激素、盐皮质激素和性激素。肾上腺皮质按形态学和生理功能分为球状带、束状带和网状带。其中球状带合成分泌的激素为盐皮质激素,有醛固酮、皮质酮,主要调节水盐代谢。束状带是合成分泌糖皮质激素的重要场所,主要调节糖代谢,以氢化可的松、可的松为代表,而网状带则主要合成分泌性激素。肾上腺皮质激素通常是指糖皮质激素和盐皮质激素,不包括性激素,而临床最常用的是糖皮质激素。

体内糖皮质激素的分泌主要受下丘脑 - 垂体 - 肾上腺(the hypothalamic-pituitary-adrenal axis,HPA)轴的调节。由下丘脑分泌的促肾上腺皮质激素释放激素(corticotropin releasing hormone,CRH)进入腺垂体,促进促肾上腺皮质激素(adrenocorticotropic hormone,ACTH)的分泌,ACTH 则可以促进糖皮质激素的分泌。当血液中糖皮质激素的浓度增加可反馈性抑制 CRH 及 ACTH 的分泌,从而导致肾上腺糖皮质激素的分泌减少。在生理情况下,下丘脑、垂体和肾上腺三者处于相对的动态平衡中。在正常非应激情况下,氢化可的松每日的分泌量为 10~20mg,但是应激情况下糖皮质激素的分泌相应增加,从而使机体能适应内外环境变化所产生的刺激。而且内源性糖皮质激素的分泌呈脉冲分泌且有昼夜节律性,即早晨(上午 8~10 点)为分泌高潮,随后逐渐下降,午夜 0~2 点为分泌低潮期。

二、糖皮质激素类药物的结构及构效关系

(一) 糖皮质激素类药物的结构

甾体母核是肾上腺皮质激素的基本结构,其保持生理活性所必需的共同结构特点为:甾体母核 21 碳、C_3 的酮基、$C_{4\text{-}5}$ 的双键、C_{17} 上的二碳侧链(即 C_{20} 的羰基和 C_{21} 羟基)。

糖皮质激素类药物结构特点是在保持生理活性所必需的肾上腺皮质激素基本结构的基础上 C_{17} 位有羟基,C_{11} 位有酮基(如可的松)或羟基(如氢化可的松)。C_{11} 位的酮基变羟基,可使糖皮质激素类药物的活性增强。

(二) 糖皮质激素类药物的构效关系

为提高糖皮质激素类药物的抗炎效果,降低不良反应,对内源性糖皮质激素类药物如可的松和氢化可的松进行结构改造,又人工合成了一系列糖皮质激素类衍生物(具体结构见图 6-1)。

1. 引入双键 在 A 环 C_1 和 C_2 之间引入不饱和的双键,则可的松成为泼尼松,而氢化可的松成为泼尼松龙,其抗炎和糖代谢作用增强,而水钠潴留作用减弱。

2. 引入甲基 C_6 上引入一甲基,泼尼松龙就成为甲泼尼龙,其抗炎作用进一步增强,而水钠潴留作用减弱。

3. 引入氟 氢化可的松的 C_9 位引入氟,则变为氟氢可的松,其抗炎作用较氢化可的松增强,但是水钠潴留作用也增强。若在 C_6 与 C_9 都引入氟,成为氟轻松,为外用药,抗炎作用和水钠潴留作用显著增加。

4. 引入羟基、甲基 C_9 上引入氟,并在 C_{16} 上引入甲基或 C_{16} 上引入 α-羟基,泼尼松龙可成为地塞米松和曲安西龙,其抗炎作用显著增强,几乎无水盐代谢作用,且药物作用时间延长。倍他米松和地塞米松的 C_{16} 位甲基分别是 β 和 α- 位,为差向异构体。倍他米松药理作用同地塞米松,但抗炎作用较地塞米松强。

三、糖皮质激素类药物的分类

(一) 按来源分类

按来源分类,糖皮质激素类药物可分为内源性糖皮质激素类药物和外源性糖皮质激素类药物。内源性糖皮质激素类药物是人体可本身合成的内源性物质,如可的松、氢化可的松,除具有糖皮质激素活性外,还同时具有较弱的盐皮质激素活性。外源性糖皮质激素类药物是人工合成的外源性物质,例如泼尼松、泼尼松龙、甲泼尼龙、倍他米松、地塞米松。外源性糖皮质激素类药物较内源性糖皮质激素类药物的盐皮质激素活性更低,而糖代谢作用和抗炎作用

明显增强,其中地塞米松、倍他米松、曲安西龙的盐皮质激素活性几乎为零,因此水钠潴留的副作用也相应降低。

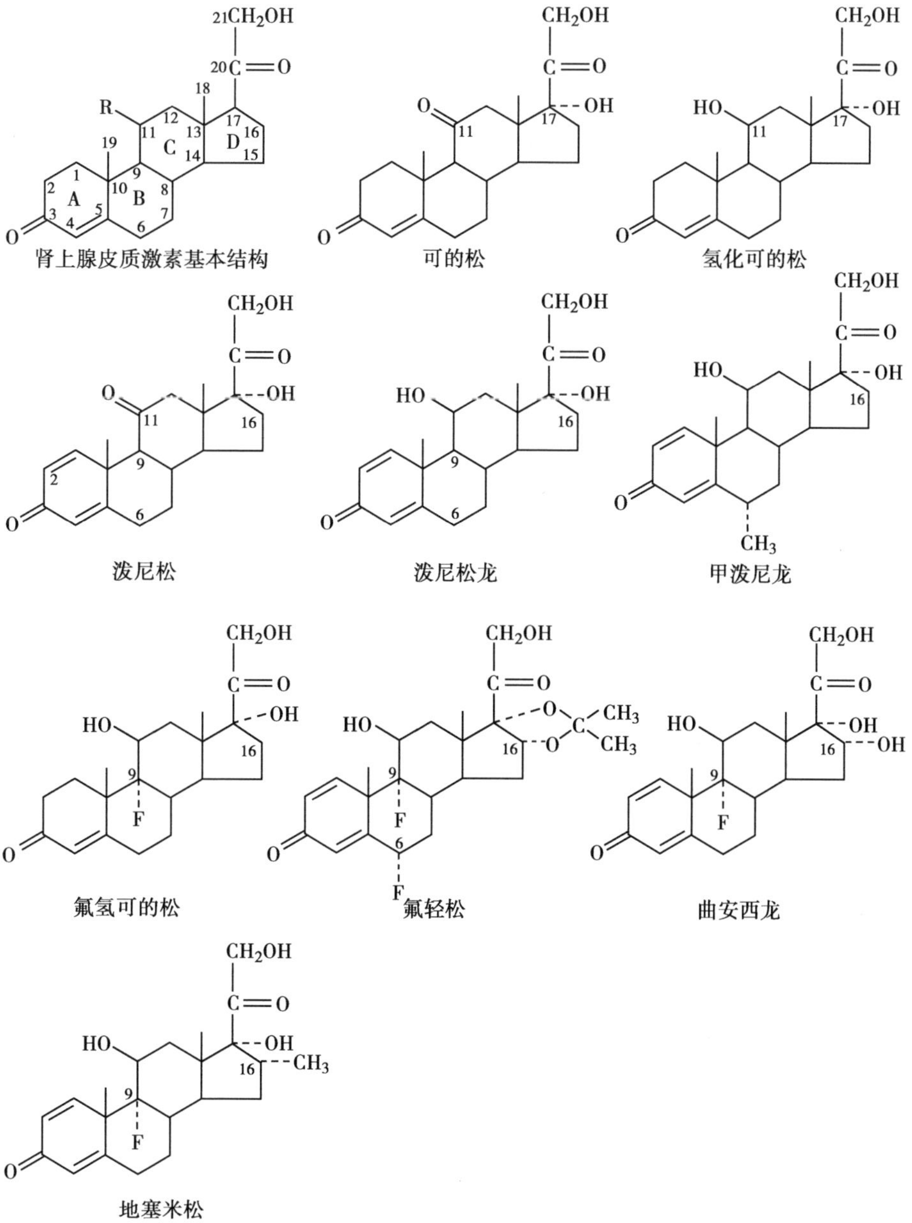

图 6-1 肾上腺皮质激素类药物的化学结构

(二) 按作用时间分类

按作用时间分类,可分为短效、中效和长效糖皮质激素类药物。短效糖皮质激素类药物如氢化可的松和可的松,作用时间多在 8~12 小时;中效糖皮质激素类药物如泼尼松、泼尼松龙、甲泼尼龙,作用时间多在 12~36 小时;长效糖皮质激素类药物如地塞米松、倍他米松,作用时间多在 36~54 小时(具体见表 6-1)。

糖皮质激素类药物的抗炎活性是由抗炎作用强度和抗炎作用持续时间等多方面因素共同决定的。长效糖皮质激素类药物虽然作用持续时间长,但对 HPA 轴的抑制时间长(地塞米松对 HPA 轴抑制时间约 2.75 天,倍他米松对 HPA 轴的抑制时间约 3.25 天)。若长期使用长效糖皮质激素类药物会导致肾上腺皮质长期被抑制,进而导致肾上腺皮质功能萎缩,因此不能长期使用长效糖皮质激素类药物,只能短期使用或在其他激素使用无效的情况下应用。短效糖皮质激素类药物对 HPA 轴抑制作用弱,但其抗炎作用较弱,药物的作用时间短,且由于盐皮质激素作用较强,水钠潴留作用较明显,故不宜用于长期治疗慢性自身免疫性疾病。但是短效糖皮质激素类药物的作用状态与生理状态较为接近,因此临床上一般用作替代治疗,如慢性肾上腺皮质功能减退患者的替代治疗。中效糖皮质激素类药物抗炎作用持续时间较长,对 HPA 轴抑制作用较短效糖皮质激素类药物强,但较长效糖皮质激素类药物弱,因此临床需长期使用糖皮质激素类药物时常选用中效糖皮质激素类药物。

表 6-1 常用糖皮质激素类药物比较

类别	药物	对糖皮质激素受体的亲和力(比值)	水盐代谢(比值)	糖代谢(比值)	抗炎作用(比值)	等效剂量 /mg	血浆半衰期 /min	生物半衰期 /h
短效	氢化可的松	1.00	1.0	1.0	1.0	20.00	90	8~12
	可的松	0.01	0.8	0.8	0.8	25.00	30	8~12
中效	泼尼松	0.05	0.8	4.0	3.5	5.00	60	12~36
	泼尼松龙	2.20	0.8	4.0	4.0	5.00	200	12~36
	甲泼尼龙	11.90	0.5	5.0	5.0	4.00	180	12~36
	曲安西龙	1.90	0	5.0	5.0	4.00	>200	12~36
长效	地塞米松	7.10	0	20.0~30.0	30.0	0.75	100~300	36~54
	倍他米松	5.40	0	20.0~30.0	25.0~35.0	0.60	100~300	36~54

注:表中水盐代谢、糖代谢、抗炎作用的比值均以氢化可的松为 1 计;等效剂量以氢化可的松为标准计。

糖皮质激素类药物的半衰期包含血浆半衰期和生物半衰期,糖皮质激素类药物发挥抗炎作用主要是通过与糖皮质激素受体结合,调节细胞合成相关的蛋白质来实现,所以真正反映糖皮质激素类药物的作用时间是生物半衰期。而血浆半衰期的长短可反映其在体内循环中暴露的时间,因此血浆半衰期越长,造成的不良反应相对也越大。

等效剂量的含义为不同药物虽然服用的剂量不同,但是疗效等同,临床可根据等效剂量进行不同药物的替换。即使用可的松 25mg、氢化可的松 20mg、泼尼松 5mg、泼尼松龙 5mg、甲泼尼龙 4mg、曲安西龙 4mg、地塞米松 0.75mg、倍他米松 0.6mg,药物抗炎作用是相同的。

等效剂量并不适用于所有的疾病,也不适用于所有的给药途径,等效剂量的换算目前只适用于口服、静脉注射以及肌内注射(溶液型注射液),并在非病理状态下给药的途径。对于经口吸入、肌内注射(混悬型注射液)、滑膜腔内注射、外用等途径给药,不宜采用等效剂量换算。因为与口服和静脉给药相比,药物吸收的快慢、多少,起效时间和药效持续的时间等都不明确,且个体差异大,影响因素多。

（三）按给药途径分类

按给药途径分类,糖皮质激素类药物可分为口服、注射、局部外用和吸入型糖皮质激素类药物等。

1. 口服糖皮质激素类药物　口服糖皮质激素类药物多以原型及其醋酸酯类形态存在,大多可经胃肠道迅速吸收,生物利用度高,临床上以片剂为最常用的剂型。

2. 糖皮质激素注射剂　糖皮质激素类药物的注射剂型包括溶液型注射剂、混悬型注射剂和粉针剂,具体见表 6-2。其中溶液型注射剂常用于在水中或其他溶媒中易溶而且稳定的药物,如地塞米松磷酸钠、氢化可的松注射液;混悬型注射剂常用于在水中溶解度小或为延长疗效而制成混悬液的药物,如醋酸泼尼松龙注射液、曲安奈德注射液等;而粉针剂常指白色疏松块状物,临用前以适当的溶媒溶解,其溶解后的特性和用法同溶液型注射液,如氢化可的松琥珀酸钠、甲泼尼龙琥珀酸钠。

按给药途径分,糖皮质激素注射剂可分为供静脉用的糖皮质激素类药物和非静脉用(肌内注射、关节内注射)的糖皮质激素类药物。其中只有溶液型注射剂才能静脉给药,而混悬型注射剂严禁静脉给药。目前可肌内注射的药物剂型有两种:溶液型和混悬型,两者体内药动学和药效学有很大差异。溶液型注射剂在深部肌内注射后,吸收迅速,起效快。正常情况下,可认为效果等同于静脉给药。而混悬型注射剂肌内注射后,药物从不溶性颗粒中溶解的过程较缓慢,因此,混悬型注射液肌内注射后吸收缓慢,药效持续长久,且个体差异大,没有规律的药动学参数。如曲安奈德混悬液作用持续时间为 1~2 周;复方倍他米松注射液为混悬液(每 1ml 注射液含 5mg 倍他米松二丙酸酯及 2mg 倍他米松磷酸钠),作用可持续 3~4 周。

糖皮质激素注射剂需考虑药物的溶媒,如氢化可的松注射液是以乙醇作为溶媒。氢化可的松不溶于水,但可溶于稀乙醇,注射剂中含有 50% 乙醇,因此建议静脉缓慢滴注,不能静脉注射(由于乙醇易透过人红细胞膜,因此静脉注射时可能会发生溶血)。氢化可的松注射液临用前必须充分稀释:用前加 25 倍 0.9% 氯化钠注射液或 5% 葡萄糖注射液 500ml 稀释后静脉滴注。需注意的是不同给药剂型溶媒不同,其中注射用氢化可的松琥珀酸盐粉针剂则不含乙醇,因此可静脉推注或滴注,也可肌内、关节腔和软组织给药。

表 6-2 常用的糖皮质激素注射剂

	药物名称		剂型及性状	给药途径
短效	醋酸可的松	醋酸酯	乳白色微细颗粒混悬液(灭菌混悬液)	肌内注射
	醋酸氢化可的松	醋酸酯	乳白色微细颗粒混悬液(灭菌混悬液)	肌内注射
	氢化可的松	原型	无色澄清液体(灭菌稀乙醇溶液)	静脉滴注(推荐)、肌内注射
	氢化可的松琥珀酸钠	琥珀酸钠	白色或类白色疏松块状物(无菌冻干品)	静脉给药、肌内注射、关节内注射液
中效	醋酸泼尼松龙	醋酸酯	乳白色微细颗粒混悬液(灭菌混悬液)	肌内注射、关节内注射
	甲泼尼龙	琥珀酸钠	白色疏松块状物(无菌冻干品)	静脉给药、肌内注射
长效	倍他米松磷酸钠	磷酸钠	无色澄清液体(灭菌水溶液)	静脉注射、肌内注射
	地塞米松磷酸钠	磷酸钠	无色澄清液体(灭菌水溶液)	静脉给药、肌内注射、关节内注射
	醋酸曲安奈德	醋酸酯	乳白色微细颗粒混悬液(灭菌混悬液)	肌内注射、关节内注射、皮下注射
	曲安奈德	原型	乳白色微细颗粒混悬液(灭菌混悬液)	肌内注射、关节内注射

糖皮质激素注射剂除需考虑药物的溶媒外,还应考虑注射剂的附加剂。其中苯甲醇既是注射剂的附加剂,也可作为溶媒、抑菌防腐剂和止痛剂。注射用甲泼尼龙琥珀酸钠和曲安奈德注射液附加剂中均含苯甲醇,因此禁止用于儿童肌内注射。据报道苯甲醇与致命的早产儿"喘息综合征"相关,主要表现为以持续喘息为特征的呼吸紊乱。此外苯甲醇与儿童臀肌挛缩症存在相关性,临床症状常表现为行路困难,多数类似青蛙跳跃式前进,又叫"青蛙腿"。故2005年国家食品药品监督管理局发文《关于加强苯甲醇注射液管理的通知》,严格规定凡含有苯甲醇作溶媒的注射剂,均应在说明书标明"本品含苯甲醇,禁止儿童肌内注射"。2012年国家食品药品监督管理局(SFDA)发布《关于组织开展含苯甲醇的注射液说明书检查的通知》,要求所有含苯甲醇的注射液说明书必须明确标注"本品含苯甲醇,禁止儿童肌内注射",未按要求修订的,一律不得上市。

3. 局部外用糖皮质激素类药物

(1)外用糖皮质激素类药物:外用糖皮质激素类药物按作用强度常分为4级,即弱效、中效、强效和超强效糖皮质激素类药物(具体见表6-3)。激素的结构是决定其作用强度的主要因素,但浓度、剂型也可影响作用强度。如0.1%戊酸倍他米松为超强效,而0.05%戊酸倍他米松为强效。根据《规范外用糖皮质激素类药物专家共识》,超强效激素和强效激素适用于重度、肥厚性皮损,一般每周用药不超过50g,连续用药不超过2~3周,尽量不用于小于12岁儿童,且不应大面积长期使用。除非特别需要,一般不应在面部、乳房、会阴及褶皱部位使用超强效激素和强效激素。中效激素适合轻中度皮损,可以连续用4~6周,小于12岁儿童连续应用尽量不超过2周,不应大面积长期使用。而弱效激素适用于轻度及中度皮损,可用于儿童,也可短时间较大面积使用,必要时可以长期使用。

表6-3　常用外用糖皮质激素类药物

作用强度	药物名称	常用浓度/%
弱效	醋酸氢化可的松	1.0
	醋酸甲泼尼龙	0.25
中效	醋酸泼尼松龙	0.5
	醋酸地塞米松	0.05
	丁酸氯倍他松	0.05
	曲安奈德	0.025~0.1
	丁酸氢化可的松	1.0
	醋酸氟氢可的松	0.025
	氟氢松	0.01

续表

作用强度	药物名称	常用浓度 /%
强效	丙酸倍氯米松	0.025
	糠酸莫米松	0.1
	氟氢松	0.025
	氯氟舒松	0.025
	戊酸倍他米松	0.05
超强效	丙酸氯倍他索	0.02~0.05
	氯氟舒松	0.1
	戊酸倍他米松	0.1
	卤美他松	0.05
	双醋二氟松	0.05

注:表中糖皮质激素类药物大多为乳膏或软膏剂型,少数为溶液剂或硬膏剂型。

(2)眼内局部用糖皮质激素类药物:眼内局部用糖皮质激素类药物按剂型分,可分为滴眼液和眼膏(见表6-4)。按药物作用时间分类,眼内局部用糖皮质激素类药物也可分为短效、中效和长效三个种类。其中短效的眼内制剂如氢化可的松眼液,作用时间为 8~12 小时;中效的眼内制剂如 1% 醋酸泼尼松龙眼液、0.1% 氟米龙眼液等,作用时间为 12~36 小时;长效的眼内制剂如 0.025% 地塞米松磷酸钠眼液,作用时间为 36~54 小时。此外,还有激素联合抗菌药物的复方制剂,如妥布霉素 + 地塞米松眼液和眼膏。一般而言,滴眼液或眼膏的药物浓度越高,进入眼内的药物浓度也越高。醋酸配方制剂有亲脂性的特点,因此较磷酸盐制剂有更好的角膜渗透性。

表6-4　眼内局部常用糖皮质激素类药物

药物名称	常用浓度 /%	
	滴眼液	眼膏
醋酸可的松	0.5	0.25、0.5、1
醋酸氢化可的松	0.5	0.5
醋酸泼尼松	0.1	0.5
地塞米松磷酸钠	0.025	
氟米龙	0.1	0.1

4. 吸入型糖皮质激素类药物　吸入型糖皮质激素类药物(inhaled corticosteroid, ICS)是治疗气道急、慢性炎症的常用药物。目前,吸入型糖皮质激素类药物主要给

药方法包括压力型定量气雾剂、干粉吸入剂和雾化吸入剂等,呼吸科常用的吸入型糖皮质激素类药物见表6-5。吸入型糖皮质激素类药物与全身用糖皮质激素类药物在药理学和药动学特性上有很大差异。吸入型糖皮质激素类药物的作用特点包括:①药物可直达气道或肺部,局部作用强,且局部药物浓度越高,疗效越好;②吸入型糖皮质激素类药物的使用剂量小,安全性好;③吸入型糖皮质激素类药物的不良反应发生率低于全身用糖皮质激素类药物,对HPA轴抑制作用显著降低,且声音嘶哑等常见的不良反应在停药后可恢复。

吸入型糖皮质激素类药物采用吸入疗法时,药物以气溶胶的形式输出,随呼吸气流进入体内。由于气溶胶具有很大的接触面,有利于药物与气道表面黏膜上皮细胞接触而发挥药效。其中,直径 1~5μm 的药雾微粒最为适宜,>5μm 的微粒,则绝大多数被截留在口咽部,最终经吞咽进入体内;而 < 0.5μm 的微粒虽能达到下呼吸道,但在潮气呼吸时,90% 药雾微粒又可随呼气而排出体外。

吸入型糖皮质激素类药物与皮质激素受体亲和力高,肺组织、气道上皮细胞和支气管血管细胞上都有丰富的糖皮质激素受体,因此,到达靶细胞的药物多。吸入型糖皮质激素类药物的亲脂性和亲水性也是影响药动学的两个重要参数。高亲脂性的糖皮质激素类药物能够有效地穿过靶细胞膜,与胞质内受体结合。但是如果亲脂性较大,亲水性低,则较难渗透气道黏膜的亲水层,因此要求吸入型糖皮质激素类药物要有适度亲脂性和亲水性。常用的吸入型糖皮质激素类药物中,布地奈德既有较高亲脂性,又有较高亲水性,因此更易透过气道黏液层,起效时间更快(见表6-6)。

吸入型糖皮质激素类药物主要在肝脏代谢清除,半衰期越长、清除率越低的糖皮质激素类药物在体循环中的滞留时间也长,不良反应发生的风险也大。吸入型糖皮质激素类药物分布容积越高,肺内的清除减慢。虽然吸入型糖皮质激素类药物有利于在肺内发挥其药理作用,但也有可能产生全身性副作用。

雾化 ICS 主要用于气道炎症性疾病的治疗,可有效改善病情,既可作为医院内缓解急性期发作的合并治疗手段,也适用于家庭的长期控制治疗。布地奈德、二丙酸倍氯米松、丙酸氟替卡松和环索奈德为常用的吸入型糖皮质激素类药物。布地奈德是目前批准的唯一可用于≤ 4 岁儿童的雾化 ICS。丙酸氟替卡松目前可用于 4~16 岁儿童轻度至中度哮喘急性发作的治疗。

吸入型糖皮质激素类药物不宜用全身用糖皮质激素替代。如地塞米松注射液,因其结构上无亲脂性基团,水溶性较大,难以通过细胞膜与糖皮质激素受体结合而发挥治疗作用。雾化吸入的地塞米松与气道黏膜组织结合较少,导致肺内沉积率低,在气道内滞留时间短,难以通过吸入而发挥局部抗炎作用。此外地塞米松由于半衰期长,对 HPA 轴的抑制作用也增强,故不推荐地塞米松注射液雾化吸入。泼尼松和氢化可的松雾化吸入时也因药物水溶性强而导致局部疗效弱。

表 6-5 常用吸入型糖皮质激素类药物的每天剂量 /μg

药物	低剂量	中剂量	高剂量
二丙酸倍氯米松	200~500	500~1 000	>1 000~2 000
布地奈德	200~400	400~800	>800~1 600
丙酸氟替卡松	100~250	250~500	>500~1 000
环索奈德	80~160	160~320	>320~1 280

表 6-6 常用吸入型糖皮质激素类药物的药理学特性对比

	二丙酸倍氯米松 /17- 单丙酸倍氯米松	布地奈德	丙酸氟替卡松
糖皮质激素受体亲和力	140/1 440	850	1 540
起效时间	3d 内(需代谢活化)	3h	12h
亲水性 /(μg/ml)	0.1/10	14	0.04
亲脂性 /logP	4.9/4.3	3.6	4.5
肺部滞留时间	短	长	中
血浆蛋白结合率 /%	87	88	90
系统清除率 /(L/h)	150/120	84	69
清除半衰期 /h	0.5/2.7	2.8	7.8
分布容积 /L	20/424	280	318
肾上腺皮质抑制	低	低	高

四、糖皮质激素类药物的药动学

糖皮质激素类药物在体内的吸收、分布、代谢、排泄过程如下:

(一) 吸收

氢化可的松口服生物利用度为 96%,口服后吸收快而完全,在 1~2 小时内血中浓度达高峰,作用可维持 8~12 小时。肌内注射地塞米松磷酸钠或醋酸地塞米松分别于 1 小时和 8 小时达峰。而混悬液肌内注射吸收较慢(因药物从不溶性颗粒中溶解的过程较缓慢),如注射在关节腔内,其作用可维持 1 周。

(二) 分布

糖皮质激素类药物的体内分布以肝中含量最高。氢化可的松、可的松吸收入血后,约有 90% 与血浆蛋白结合而成贮存型(可延长其在体内消除的时间),其余为游离部分,只有游离的皮质激素才具有生物活性。其中与血浆蛋白结合的氢化可的松大部分(约 90%)与皮质类固醇结合球蛋白(corticosteroid-bing globulin,CBG)结合,CBG 在血浆中含量虽少,但亲和力大。另外 10% 与血浆白蛋白结合,白蛋白的含量大,但其亲和力小,且结合疏松。当游离的皮质激素被代谢后,皮质激素从疏松结合中脱离出来而释放入血中,又迅速地被肝脏破坏。外源性糖皮质激素类药物与 CBG 的亲和力远较内源性糖皮质激素类药物小(泼尼松、泼尼松龙与 CBG 结合率约 70%,而甲泼尼龙、地塞米松和倍他米松与 CBG 的蛋白结合率 <1%),故血中游离药物增多,抗炎作用增强。CBG 在肝中合成,雌激素对其有明显促进作用,因此妊娠期间或雌激素治疗时,血中 CBG 浓度升高而使得游离型激素浓度减少。而当肝肾疾病时 CBG 减少,游离型激素增多。

（三）代谢

糖皮质激素类药物主要在肝脏代谢,主要代谢途径是 A 环上的还原反应,包括 C_4-C_5 之间的双键加氢还原为无活性的代谢物;C_3 位的酮基被羟基取代,并通过羟基与葡萄糖醛酸或硫酸结合,由尿中排出。此外,C_{20} 的酮基还原和 C_{17} 侧链的氧化代谢也参与糖皮质激素类药物代谢。故肝肾功能不全时,糖皮质激素类药物的血浆半衰期延长。可的松与泼尼松本身无生理活性,但在肝脏 11β- 羟甾脱氢酶作用下,将 C_{11} 的氧在肝中转化为羟基,可生成活性代谢物氢化可的松和泼尼松龙。因氢化可的松、泼尼松龙、甲泼尼龙本身具有生理活性,无须肝脏代谢活化,因此对于肝功能障碍患者、急性或严重应激状态应使用氢化可的松、泼尼松龙、甲泼尼龙。

糖皮质激素类药物与肝药酶诱导剂(如利福平、苯巴比妥、苯妥英)合用时,能加快糖皮质激素类药物的灭活,可能需要增加糖皮质激素类药物的剂量。而当糖皮质激素类药物与 CYP3A4 强抑制剂(如克拉霉素、伏立康唑等)合用,可能会导致药物代谢降低,血药浓度升高,必要时需要降低糖皮质激素类药物的用量。

（四）排泄

糖皮质激素类药物主要排泄部位为肾脏,90% 糖皮质激素类药物的代谢物在 48 小时内从尿中排泄,另有少量从粪便中排出。

第二节　糖皮质激素类药物的作用

一、糖皮质激素类药物的生理效应

糖皮质激素类药物的作用随剂量的不同而不同,在生理剂量下糖皮质激素类药物主要影响机体正常的物质代谢过程,如调节糖、蛋白质、脂肪、水、电解质和核酸的合成与代谢等。

（一）糖代谢

糖皮质激素是调节糖代谢的重要激素之一,对维持机体血糖的正常水平起重要作用。糖皮质激素类药物能增加肝糖原和肌糖原的含量,并升高血糖,其作用机制主要包括:促进糖原异生,刺激肝脏、肌肉等器官合成糖原或葡萄糖;减慢葡萄糖分解为CO_2的氧化过程;减少外周机体组织对葡萄糖的摄取和利用。

（二）蛋白质代谢

糖皮质激素类药物促进骨、肌肉、胸腺、淋巴、皮肤等的蛋白质分解,抑制蛋白质的合成。故长期服用糖皮质激素类药物后可能造成负氮平衡,从而引起肌肉消瘦、骨质疏松、皮肤变薄和伤口愈合延缓等不良反应。

（三）脂质代谢

促进脂肪分解,抑制其合成。但是大剂量长期使用糖皮质激素类药物可增加血浆的胆固醇水平,激活四肢皮下的脂酶,还使脂肪重新分布于面部、胸、背及臀部,从而形成满月脸、水牛背和向心性肥胖,但四肢消瘦。

（四）水和电解质代谢

糖皮质激素类药物也有较弱的盐皮质激素样作用,能潴钠排钾。糖皮质激素类药物还能增加肾小球滤过率和拮抗抗利尿激素,减少远端肾小管对水的重吸收,故有一定的利尿作用。此外,长期使用糖皮质激素类药物也可引起低钙血症。

二、糖皮质激素类药物的药理作用

糖皮质激素类药物的药理作用非常广泛,主要包括抗炎、免疫抑制、抗休克、抗过敏等。

（一）抗炎

糖皮质激素类药物具有强大的抗炎作用,能对抗各种原因如物理、化学、生理、免疫等原因引发的炎症。在炎症早期,糖皮质激素类药物能抑制血管扩张从而减轻渗出、水肿、白细胞浸润及吞噬反应,同时减少各种炎症因子的释放,从而改善红、肿、热、痛等症状。在炎症后期,糖皮质激素类药物通过抑制毛细血管和成纤维细胞的增生,延迟肉芽组织增生,从而防止粘连及瘢痕形成。但需注意的是,炎症反应其实是机体的防御功能之一,是组织修复的主要过程,故糖皮质激素类药物在抑制炎症及减轻症状的同时,也削弱了机体的防御功能,可能致感染扩散,阻碍伤口愈合。

（二）免疫抑制

糖皮质激素类药物对免疫过程中的各个环节均有抑制作用,首先抑制巨噬细胞对抗原的吞噬和处理,其次也可引起暂时性淋巴细胞减少,其原因可能与淋巴细胞移行至血液外的组织有关,并非淋巴细胞溶解而造成。小剂量糖皮质激素类药物主要抑制细胞免疫,而大剂量糖皮质激素类药物则主要干扰体液免疫,能抑制由 B 细胞转化成浆细胞的过程,并且减少抗体的生成。

(三)抗休克

大剂量糖皮质激素类药物常用于严重休克,特别是感染中毒性休克的治疗。其抗休克的作用机制可能是:①降低血管对某些缩血管活性物质的敏感性,使微循环血流动力学恢复正常,从而改善患者的休克状态;②稳定溶酶体膜,减少心肌抑制因子的形成;③扩张痉挛收缩的血管和加强心脏收缩力;④提高机体对细菌内毒素的耐受力,但糖皮质激素类药物不能中和毒素,也不能保护机体受外毒素损害,因此糖皮质激素类药物对外毒素无防御作用。

(四)抗过敏

糖皮质激素类药物可减少组胺、5-羟色胺、过敏性反应物质和缓激肽等的释放,从而减轻过敏性症状。此外,糖皮质激素类药物还能减少过敏介质的产生,抑制因过敏反应而产生的病理变化,如过敏性充血、水肿、渗出、皮疹等,从而缓解过敏性疾病的症状。

(五)其他作用

1. 退热作用　糖皮质激素类药物具有迅速而良好的退热作用,因其能抑制细胞因子和炎症介质的释放,使内源性热原减少,抑制下丘脑热原反应。此外,糖皮质激素类药物还可直接作用于下丘脑体温调节中枢,降低其对热原的敏感性,使体温迅速下降至正常。糖皮质激素类药物的退热作用其实也是一把双刃剑,对于一些诊断尚未明确的疾病,迅速降温可能会掩盖原发病,延误治疗时机。因此 2011 版《糖皮质激素类药物临床应用指导原则》特别指出:不能单纯以退热为目的使用糖皮质激素类药物。

2. 对血液和造血系统的作用　糖皮质激素类药物能刺激骨髓造血功能,使红细胞和血红蛋白含量增加。大剂量的糖皮质激素类药物可使血小板增多,提高纤维蛋白原浓度,减少凝血时间。虽然糖皮质激素类药物可使中性粒细胞数增多,但却降低其游走、吞噬、消化及糖酵解等功能,因而可减弱炎症区的浸润与吞噬活动。此外,糖皮质激素类药物还可减少循环中淋巴细胞、嗜酸性粒细胞、单核细胞和嗜碱性粒细胞的数量。因此,糖皮质激素类药物可用于治疗急性淋巴细胞白血病、再生障碍性贫血、血小板减少症等。

3. 对骨骼的作用　长期大剂量使用糖皮质激素类药物可出现骨质疏松、骨折,严重的可致股骨头坏死。其机制可能是由于:①糖皮质激素类药物抑制成骨细胞的复制与功能,激活破骨细胞的功能,从而导致骨形成的减少;②糖皮质激素类药物诱导成骨细胞的凋亡;③糖皮质激素类药物可抑制肠道钙的吸收,促进肾脏钙的丢失,从而影响钙的平衡。

4. 对心血管系统的作用 糖皮质激素类药物可增加高血压、糖尿病甚至动脉粥样硬化的风险，其中以高血压常见。糖皮质激素类药物所致高血压的机制可能是由于糖皮质激素类药物所引起的水钠潴留，此外糖皮质激素类药物还可引起心肌收缩力的增强。

5. 对中枢神经系统的作用 糖皮质激素类药物可提高中枢神经系统的兴奋性，表现为欣快、激动、失眠等，偶可诱发精神失常。糖皮质激素类药物还可降低大脑的电兴奋阈，促使癫痫发作，因此精神病患者和癫痫患者宜慎用糖皮质激素类药物。

6. 对消化系统的作用 糖皮质激素类药物能使胃酸、胃蛋白酶和促胃液素的分泌增多，提高食欲和促进消化。但是大剂量应用糖皮质激素类药物可诱发或加重胃溃疡。

7. 允许作用 允许作用是指糖皮质激素类药物对有些组织细胞虽无直接活性，但可给其他激素发挥作用创造有利条件。例如糖皮质激素类药物可增强胰高血糖素的血糖升高作用和儿茶酚胺的血管收缩作用等。

三、糖皮质激素类药物的适应证

糖皮质激素类药物在体内作用广泛，生理剂量糖皮质激素类药物不仅为糖、蛋白质、脂肪代谢的调控所必需，且具有调节钾、钠和水代谢的作用，对维持机体内外环境平衡起重要作用。药理剂量糖皮质激素类药物主要有抗炎、免疫抑制和抗休克等作用。因此糖皮质激素类药物的适应证广泛。

（一）内分泌系统疾病

糖皮质激素类药物在内分泌代谢疾病治疗中的主要目的是补充或替代性治疗。如用于原发性和继发性肾上腺皮质功能减退症、成人腺垂体功能减退症、先天性肾上腺皮质增生症的替代治疗。此外还可用于肾上腺危象、垂体危象、甲状腺危象等紧急情况的抢救；重症亚急性甲状腺炎、Graves 眼病等的治疗。糖皮质激素类药物除用于治疗内分泌系统疾病外，还可用于诊断内分泌系统疾病，如库欣综合征的诊断和鉴别诊断（小剂量地塞米松抑制试验和大剂量地塞米松抑制试验）。

（二）风湿性疾病和自身免疫疾病

自身免疫紊乱是风湿性疾病的发病机制之一，而炎症是风湿性疾病的突出特征。糖皮质激素类药物因其强大的抗炎和免疫抑制作用被广泛应用于风湿性疾病的治疗。常用于系统性红斑狼疮、类风湿关节炎、抗磷脂综合征、多发性肌炎/皮肌炎、干燥综合征、系统性硬化症、白塞综合征和系统性血管炎等的治疗。

（三）呼吸系统疾病

由于糖皮质激素类药物具有抗炎、抗过敏、抗休克及免疫抑制作用，现已被广泛地应用于多种呼吸系统疾病，主要用于支气管哮喘、慢性阻塞性肺疾病、嗜酸性粒细胞性支气管炎、特发性间质性肺炎、过敏性支气管肺曲霉病、放射性肺炎、结节病等,其中以支气管哮喘和慢性阻塞性肺疾病最为常见。因慢性气道炎症是支气管哮喘的主要发病机制,系统性炎症反应也是慢性阻塞性肺疾病的重要生理机制,因此这两种疾病常需长期使用糖皮质激素类药物。为了减少糖皮质激素类药物的全身不良反应,研制出了吸入型糖皮质激素类药物,可直接作用于呼吸道靶器官,产生较高的局部药物浓度,而全身不良反应显著减少。

(四) 血液系统疾病

糖皮质激素类药物具有强大的抗炎和免疫抑制作用,因而可用于治疗某些免疫介导的血液疾病,如自身免疫性溶血性贫血、特发性血小板减少性紫癜。此外还可用于粒细胞减少症、再生障碍性贫血、血小板减少症和过敏性紫癜的治疗。

(五) 肾脏系统疾病

糖皮质激素类药物是肾脏系统疾病治疗的常用药物,主要通过抗炎和免疫抑制达到治疗效果,主要用于治疗原发性肾病综合征、狼疮性肾炎、肾小球肾炎、紫癜性肾炎和急性间质性肾炎等。

(六) 严重感染或炎性反应

糖皮质激素类药物也可用于某些严重感染,如严重细菌性疾病,包括中毒型细菌性痢疾、暴发型流行性脑脊髓膜炎、重症肺炎等。若患者严重感染并伴有休克、脑病或其他与感染有关的器质性损伤等,在有效抗感染的同时,加用糖皮质激素类药物可缓解中毒症状和器质性损伤。需要注意的是在感染性疾病的治疗中,糖皮质激素类药物并不起根治病因的作用,反而可能会促使病毒扩散,导致继发细菌感染和真菌感染。因此在使用时必须审慎,权衡利弊后再用。

(七) 重症患者(休克)

可用于治疗各种原因所致的休克,但须结合病因治疗和抗休克治疗。如感染中毒性休克时,在有效的抗菌药物治疗下,可及早、短时间内突击使用大剂量糖皮质激素类药物。对过敏性休克,糖皮质激素类药物为次选药,可与首选药肾上腺素合用。而对低血容量休克,在补液、补电解质效果不佳者,可合用糖皮质激素类药物。

(八) 异体器官移植

糖皮质激素类药物具有免疫抑制作用,因而可用于异体组织器官移植排斥反应的预防及治疗;异基因造血干细胞移植后的移植物抗宿主病的预防及治疗。

(九) 皮肤疾病

局部使用外用糖皮质激素类药物是皮肤疾病最常见、最基本的治疗手段之一。外用糖皮质激素类药物具有抗炎、免疫抑制、抗增殖、血管收缩的作用,因而在皮肤疾病治疗中具有举足轻重的地位,被广泛应用于皮肤疾病,如严重的荨麻疹、药疹、天疱疮、红斑狼疮等。

（十）神经系统疾病

糖皮质激素类药物在神经系统疾病的治疗中应用广泛,常用于多发性硬化、重症肌无力等。其他如视神经炎、急性脊髓损伤、急性脑损伤等可使用糖皮质激素类药物。脑的肿瘤、手术、放疗或外伤所导致的脑水肿,激素也可为辅助治疗药物。

（十一）消化系统疾病

糖皮质激素类药物在消化系统疾病中主要用于治疗嗜酸性粒细胞性胃肠炎/胃肠炎、溃疡性结肠炎、自身免疫性肝病等。

（十二）眼科疾病

糖皮质激素类眼用制剂是目前治疗眼部炎症反应最常用和最有效的药物之一,常用于过敏性角结膜炎、细菌性角膜炎、葡萄膜炎、甲状腺相关眼病等。

（十三）围手术期的使用

糖皮质激素类药物是围手术期广泛使用的药物,皮质醇是主要的应激激素,在手术和创伤应激后显著升高。糖皮质激素类药物可用于围手术期的替代治疗,抑制气道的高反应,辅助镇痛,治疗脓毒血症和脓毒性休克等。也可预防某些炎性反应后遗症及手术后反应性炎症的发生,如组织粘连、瘢痕挛缩等。

四、糖皮质激素类药物使用注意事项

（一）尽量避免使用糖皮质激素类药物的情况

对于下面几种情况,应避免使用糖皮质激素类药物。如:对糖皮质激素类药物过敏,严重精神病史,严重高血压,严重糖尿病,癫痫,活动性消化性溃疡,新近胃肠吻合术后,骨折,较严重的骨质疏松,单纯疱疹性角、结膜炎,及溃疡性角膜炎,感染性角膜溃疡,创伤修复期,未能控制的感染（如水痘、真菌感染）,活动性肺结核,妊娠初期及产褥期,寻常型银屑病。

对于慢性疾病的患者,若合并上述几种情况都建议避免使用糖皮质激素类药物。但对于急危重症患者,如必须使用糖皮质激素类药物才能控制症状、挽救生命时,可在积极治疗原发疾病、严密监测上述病情变化的同时,慎重使用糖皮质激素类药物。如细菌感染性疾病时一般不用糖皮质激素类药物,以免抑制机体的免疫与炎症反应,造成感染扩散。但感染性休克时,糖皮质激素类药物可以减少炎症因子的过多释放,改善微循环,有利于抗休克治疗。因此当适应证和禁忌证并存时,需权衡利弊后慎重使用。

（二）慎重使用糖皮质激素类药物的情况

库欣综合征、急性心力衰竭、糖尿病、高血压、高脂蛋白血症、消化性溃疡、骨质疏松症、有精神病倾向、青光眼、重症肌无力、儿童、妊娠及哺乳期妇女应慎用糖皮质激素类药物。对于感染性疾病患者必须在足量抗菌药物使用的前提下,慎重使用糖皮质激素类药物。

（三）其他注意事项

1. 防止交叉过敏　对某一种糖皮质激素类药物过敏者也可能对其他糖皮质激素类药物过敏。

2. 应注意糖皮质激素类药物和其他药物之间的相互作用　如合用巴比妥酸盐、卡马西平、苯妥英、扑米酮或利福平等药物,可能会促进糖皮质激素类药物的代谢从而降低全身糖皮质激素类药物的作用。相反,口服避孕药或利托那韦可以升高糖皮质激素类药物的血药浓度。此外糖皮质激素类药物与排钾利尿剂(如噻嗪类或呋塞米)合用,可以造成低钾血症,糖皮质激素类药物和非甾体抗炎药合用时,会增加消化道出血和溃疡的发生率。

第三节　糖皮质激素类药物临床应用的基本原则

糖皮质激素类药物具有抗炎、抗休克和免疫抑制等作用,因而在临床得到广泛应用。糖皮质激素类药物虽然适应证广泛,临床疗效显著,但其不合理使用可能会产生较明显的不良反应,甚至产生严重后果。因此,如何正确、合理应用糖皮质激素类药物,以最大限度地提高疗效和减少不良反应的发生是各科临床医师面临的课题。正确、合理使用糖皮质激素类药物应考虑以下几方面:一是严格掌握糖皮质激素类药物的适应证;二是合理制订糖皮质激素类药物的治疗方案;三是正确使用糖皮质激素类药物;四是防治可能发生的不良反应。

一、严格掌握糖皮质激素类药物治疗的适应证

糖皮质激素类药物是一类临床适应证尤其是相对适应证较广的药物,但是目前临床仍存在一定程度滥用的现象。未严格按照适应证给药的情况较为普遍,如把激素单纯当作退热和止痛药使用,或在静脉输液中加入糖皮质激素预防输液反应等。糖皮质激素类药物虽有抑制自身免疫的药理作用,但并不适用于所有自身免疫疾病治疗,如慢性淋巴细胞性甲状腺炎、1 型糖尿病、寻常型银屑病等。

二、合理制订糖皮质激素类药物的治疗方案

糖皮质激素类药物的治疗方案应综合患者病情及药物特点,治疗方案应包括品种选择、给药剂量、给药疗程和给药途径等。本书中除非明确指出给药途径,皆为全身用药即口服或静脉给药。

（一）品种选择

各种糖皮质激素类药物的药效学和药动学特点不同,因此各有不同的临床适应证,应根据不同疾病和各种糖皮质激素类药物的特点正确选用糖皮质

激素品种。

对肝功能不全的患者,应选用本身具有活性,无须肝脏代谢的药物如氢化可的松、泼尼松龙、甲泼尼龙等;而对于需长期服用糖皮质激素类药物的慢性自身免疫性疾病,建议用中效的泼尼松或甲泼尼龙,而长效糖皮质激素类药物不宜作长程用药。

（二）给药剂量

生理剂量和药理剂量的糖皮质激素类药物具有不同的作用,因此应按照不同的治疗目的选择相应的剂量。一般认为给药剂量(以泼尼松为例)可分为以下几种情况:

(1) 长期服用维持剂量 2.5~15.0mg/d。

(2) 小剂量:<0.5mg/(kg·d)。

(3) 中等剂量:0.5~1.0mg/(kg·d)。

(4) 大剂量:>1.0mg/(kg·d)。

(5) 冲击剂量:(以甲泼尼龙为例)7.5~30.0mg/(kg·d)。

糖皮质激素类药物的处方剂量差异很大,不同疾病、不同患者剂量不同。原则上,应制订疗效最佳、不良反应最小的合理剂量。同样糖皮质激素类药物的用量也并非越小越好,对于过敏性休克等急危重症患者应给予糖皮质激素类药物的冲击治疗。

（三）给药疗程

不同的疾病糖皮质激素类药物的给药疗程不同,一般可分为以下几种情况:

1. 冲击治疗　疗程多小于 5 天。适用于危重症患者的抢救,如暴发型感染、过敏性休克、过敏性喉头水肿、重症药疹、严重哮喘持续状态、狼疮性脑病、重症大疱性皮肤病、急进性肾炎等。冲击治疗须配合其他有效治疗措施,可迅速停药,若无效大部分情况下不可在短时间内重复冲击治疗。

2. 短程治疗　疗程小于 1 个月,包括应激性治疗。适用于感染或变态反应类疾病,如结核性脑膜炎及胸膜炎、器官移植急性排斥反应或剥脱性皮炎等。短程治疗须配合其他有效治疗措施,停药时需逐渐减量至停药。

3. 中程治疗　疗程 3 个月以内。适用于病程较长且多器官受累性疾病,如风湿热等。待糖皮质激素类药物生效后减至维持剂量,停药时需逐渐减量。

4. 长程治疗　疗程大于 3 个月。适用于器官移植后排斥反应的预防和治疗及反复发作、多器官受累的慢性自身免疫疾病,如系统性红斑狼疮、系统性血管炎、大疱性皮肤病、溶血性贫血等。维持治疗可采用每日或隔日给药,停药前也应逐步减量后再逐渐停药。

5. 终身替代治疗　适用于原发性或继发性慢性肾上腺皮质功能减退症,但是在各种应激情况下应适当增加糖皮质激素类药物的剂量。

（四）给药途径

不仅包括口服、静脉注射或静脉滴注、肌内注射等全身用药,还包括吸入、局部注射、涂抹等局部用药。为尽量减少糖皮质激素类药物的不良反应,能够局部用药者,避免全身用药;从方便患者的角度,能够口服者,不静脉给药。

三、正确使用糖皮质激素类药物

糖皮质激素类药物的分泌具有昼夜节律性,每日上午 8—10 点为分泌高峰期,随后逐渐下降,午夜 12 点为分泌低潮期。服药时间遵循糖皮质激素类药物的分泌节律性,可减少对肾上腺皮质功能的影响。目前维持量用法有以下几种①清晨给药法:每日清晨 7—8 点给药 1 次,最常用。②隔日给药法:即每隔 1 日,早晨 7—8 点给药 1 次。隔日给药法建议服用中效糖皮质激素类药物如泼尼松、泼尼松龙。长效糖皮质激素类药物不建议采用隔日给药法,以免引起对 HPA 轴的抑制。③每日 2 次给药法:适用于短效糖皮质激素类药物的替代治疗。如服用氢化可的松,建议早上 7—8 点给予每日剂量的 2/3,下午 4 点左右给予剩下的 1/3。

四、糖皮质激素类药物的不良反应及其防治

常用糖皮质激素类药物在应用生理剂量替代治疗时一般无明显的不良反应。糖皮质激素类药物的不良反应多发生在应用药理剂量时,而且与用药品种、剂量、疗程、给药途径等密切相关。一般来说给药剂量越大、疗程越长,不良反应的发生率也就越大。但是不同给药途径的糖皮质激素类药物其不良反应的表现形式不同,具体如下:

（一）全身用糖皮质激素类药物的不良反应

全身用糖皮质激素类药物的不良反应可发生于很多器官、组织,主要有:

1. 心血管系统　因糖皮质激素类药物的水钠潴留作用及对血脂的影响(可引起高脂血症,尤其是高甘油三酯血症),故长期应用可引起高血压和动脉粥样硬化。

2. 消化系统　使胃酸、胃蛋白酶分泌增加,抑制胃黏液分泌,故可诱发或加剧消化性溃疡,甚至造成消化道出血或穿孔,少数患者可诱发胰腺炎。

3. 中枢神经系统　行为、认知、情绪等的改变,可表现为欣快感、激动、不安、谵妄、定向力障碍,也可表现为情绪的抑制。

4. 免疫系统　糖皮质激素类药物具有免疫抑制作用,故可能会诱发或加重细菌、病毒和真菌等各种感染,还可使原来静止的结核病灶扩散、恶化。

5. 骨骼肌肉系统　可致骨质疏松、骨折(包括脊椎压缩性骨折、长骨病理性骨折)、骨或股骨头坏死、肌无力、肌肉萎缩、生长停滞、肌肉愈合延迟等。小儿应监测生长和发育情况。

6. 肾脏　糖皮质激素类药物也有较弱的盐皮质激素样作用,可保钠排

钾,可能会致低钾血症。

7. 眼　可致眼压增高,如类固醇性青光眼、白内障。

8. 内分泌与代谢系统　引起高血糖(类固醇性糖尿病或使糖尿病患者血糖难以控制)、库欣综合征(如向心性肥胖、满月脸、水牛背、皮肤菲薄、皮肤紫纹、痤疮)。对内源性 HPA 轴的抑制导致肾上腺萎缩和肾上腺皮质功能低下。

(二) 外用糖皮质激素类药物的不良反应

外用糖皮质激素类药物使用不当时也可出现各种不良反应。由于该类药物作用于涂抹的局部,亦可少量入血发生系统吸收,因此,外用糖皮质激素类药物的不良反应包括局部和系统两方面。但是对于外用糖皮质激素类药物,系统性不良反应较全身用糖皮质激素类药物少,其不良反应主要包括以下几点:

1. 诱发或加重局部感染,如加重痤疮、疥疮、皮肤白念珠菌病。

2. 导致皮肤萎缩变薄、多毛、紫癜、色素沉着 / 色素减退、毛细血管扩张,诱发毛囊炎或粟粒疹、接触性皮炎,诱发溃疡、脂肪或肌肉萎缩。在面部长期外用时,可出现口周皮炎、酒渣鼻样皮损、激素依赖性皮炎等。

3. 眼周使用可能引起眼压升高、青光眼、白内障、结膜病毒或细菌感染等,严重者可以引起失明。

4. 全身长期大面积应用外用糖皮质激素类药物也可能会导致 HPA 轴的抑制、类库欣综合征、婴儿及儿童生长发育迟缓、血糖升高、高血压等系统性不良反应。

(三) 吸入型糖皮质激素类药物的不良反应

吸入型糖皮质激素类药物的不良反应发生率低,安全性好。不良反应的发生跟药物的 PK/PD、吸入装置和患者的依从性相关。不良反应主要表现为:

1. 口腔真菌感染　口腔出现疼痛和白斑的真菌感染,建议患者每次使用吸入型糖皮质激素类药物后用清水漱口,必要时可局部使用抗真菌药物。

2. 声音嘶哑　一般停药后可自行消失。

3. 咽痛或口腔疼痛。

4. 一些需长期使用高剂量吸入型糖皮质激素类药物的患者也可能出现全身不良反应,其中可包括食欲增加、瘀斑、感染、骨质疏松或骨折,以及儿童生长缓慢。

(四) 糖皮质激素眼用制剂的不良反应

糖皮质激素眼用制剂的不良反应主要表现如下:

1. 诱发激素性眼压升高和青光眼　针对儿童眼部滴用 0.1% 地塞米松眼液的研究发现,少数儿童短至 1 周即可出现显著的眼压升高;还有一些激素容易引起继发性青光眼。

2. 病毒、真菌和诺卡菌感染加重,以及诱发新的感染。

3. 角膜上皮修复和伤口愈合延迟,甚至角膜溃疡、穿孔等。

4. 诱发激素性白内障。

（五）糖皮质激素类药物不良反应的预防

1. 感染的预防　　长期应用糖皮质激素类药物的患者,由于机体免疫防御能力下降,某些条件致病微生物所致感染的发生率增加,如细菌感染、真菌感染、病毒感染以及结核感染等机会性感染;也可在原有疾病基础上并发二重感染、混合菌感染,因而导致病情复杂化。但是激素的应用并非预防性应用抗菌、抗病毒等药物的指征,激素应用后应密切注意感染的征兆和迹象。如有细菌感染应同时应用抗菌药物以防感染的扩散及加重。

2. 高血压的预防　　糖皮质激素类药物可升高血压,因此对于合并高血压的患者在服用糖皮质激素类药物前应首先控制血压。而对于血压控制不理想的严重高血压患者,应避免使用糖皮质激素类药物,特别是大剂量糖皮质激素类药物冲击疗法。若患者服用糖皮质激素类药物后,出现高血压或原有高血压患者血压升高,应注意使用并调整降血压药物。由于水钠潴留是糖皮质激素类药物致高血压的主要原因,因此建议低钠高钾高蛋白饮食(食盐少于 6g/d),降压药物可选用利尿剂,也可加用其他降压药物,如血管紧张素转换酶抑制药(angiotensin converting enzyme inhibitor,ACEI)和／或血管紧张素受体阻滞药(angiotensin receptor blocker,ARB)、钙通道阻滞剂(calcium channel blocker,CCB)等。

3. 消化道出血的预防　　糖皮质激素类药物可诱发或加重消化性溃疡,因此活动性消化性溃疡、近期胃空肠吻合术后患者应尽量避免服用糖皮质激素类药物。为预防消化道出血,对大剂量、长疗程使用糖皮质激素类药物的患者,特别是有溃疡病史者应同时给予质子泵抑制剂(proton pump inhibitor,PPI)、H_2 受体拮抗剂、抗酸药和胃黏膜保护剂。其中 PPI 是预防应激性溃疡的首选药物。

4. 高血糖的预防　　糖皮质激素类药物可升高血糖,建议患者使用糖皮质激素类药物过程中严密监测血糖。糖尿病患者使用糖皮质激素类药物时可能需要调整降糖药物的剂量,而非糖尿病患者也应注意是否有发生类固醇性糖尿病。对于类固醇糖尿病患者,在停用糖皮质激素类药物后,糖尿病具有一定的可逆性。

对于空腹血糖 ≥ 11.1mmol/L 的糖皮质激素类药物应用者,胰岛素治疗为首选治疗。而对于既往无糖尿病病史服用低剂量糖皮质激素类药物或空腹血糖 <11.1mmol/L 的糖皮质激素类药物应用者,可考虑使用口服降糖药。建议根据糖皮质激素类药物剂型特点和使用方案制订胰岛素治疗方案。适用于 2 型糖尿病的胰岛素治疗方案均适用于类固醇性糖尿病,胰岛素可选择中效胰岛素,或甘精胰岛素、地特胰岛素、速效胰岛素等。如对于早上一次顿服糖皮质激素类药物的患者,可以给予早餐前中效胰岛素(intermediate-acting insulin,NPH)。NPH 的起效时间和达峰时间正好与糖皮质激素类药物血药浓度变化一致。对于短期应用糖皮质激素类药物引起血糖轻度升高者,其口服降糖药宜选择起效迅速和降低餐后血糖为主的药物。

5. 骨质疏松症的预防和治疗　服用糖皮质激素类药物的患者,预防骨质疏松包括生活方式的干预,以及钙剂、普通或活性维生素 D 制剂的基础治疗。糖皮质激素类药物没有安全剂量,任何剂量的糖皮质激素类药物都有可能诱发骨质疏松症,因此建议在尽量控制病情的前提下,尽可能减少糖皮质激素类药物使用剂量和时间。对于长期使用糖皮质激素类药物治疗的患者,在使用糖皮质激素类药物前应进行骨密度(bone mineral density,BMD)检测及骨质疏松症和骨折的风险评估。对于使用糖皮质激素类药物前已有骨量减少、骨质疏松症和 / 或骨折的患者,在排除继发因素后,建议按原发性骨质疏松症的治疗原则进行规范治疗。对于预期使用糖皮质激素类药物超过 3 个月的患者,无论使用糖皮质激素类药物的剂量多少,均建议给予生活方式的干预,包括戒烟戒酒,避免过度饮酒,适当阳光照射,适量运动和防止跌倒,同时给予补充钙剂和普通或活性维生素 D。每日摄入钙元素和维生素 D 总量(包括食物来源)分别为 1 200~1 500mg 和 800~1 000U。骨化三醇的剂量为 0.25~0.5μg/d,阿法骨化醇的推荐剂量为 0.5~1.0μg/d。防止糖皮质激素类药物诱导的骨质疏松(glucocorticoid-induced osteoporosis,GIOP)的主要药物有钙剂、维生素 D 和双膦酸盐。具体的 GIOP 诊治流程见图 6-2。

6. 注意停药反应和反跳现象　糖皮质激素类药物减量应在严密观察病情与糖皮质激素类药物反应的前提下个体化处理,要注意可能出现的以下现象:

(1)停药反应:长期中或大剂量使用糖皮质激素类药物时,减量过快或突然停用可出现肾上腺皮质功能减退样症状(糖皮质激素撤停综合征),轻者表现为精神萎靡、乏力、食欲减退、关节和肌肉疼痛,重者可出现发热、恶心、呕吐、低血压等,危重者甚至发生肾上腺皮质危象,需及时抢救。

发生停药反应的原因是:病理状态下,当连续大剂量使用外源性糖皮质激素类药物时,由于 HPA 轴的负反馈调节作用,会抑制下丘脑和垂体的 CRH 和 ACTH 的分泌,因而肾上腺皮质停止分泌内源性激素,进而会导致肾上腺皮质功能减退,皮质萎缩。当突然停用外源性糖皮质激素类药物后,由于短期内肾上腺皮质功能无法恢复,导致出现上述肾上腺皮质功能不全的表现。为避免长期使用较大剂量糖皮质激素类药物的患者出现糖皮质激素撤停综合征,在治疗期间尽量采用每日清晨顿服糖皮质激素类药物,以减少对 HPA 轴的影响。在停用糖皮质激素类药物时应采用逐渐减量的方法。若患者以往使用糖皮质激素类药物剂量越大、疗程越长,减药速度应该越慢,预计患者自身肾上腺皮质功能恢复后,再考虑完全停用外源性糖皮质激素类药物。如患者存在肾上腺皮质功能不全,应及时补充糖皮质激素类药物。

(2)反跳现象:在长期使用糖皮质激素类药物时,减量过快或突然停用可使原发病复发或加重,应恢复糖皮质激素类药物治疗并常需加大剂量,稳定后再慢慢减量。

（3）糖皮质激素类药物的减量：目前关于糖皮质激素类药物的逐渐减量方案并无统一的共识。通常认为糖皮质激素类药物使用不超过1周者,病情允许,可直接停药,不会发生糖皮质激素撤停综合征。Uptodate推荐3周以内的糖皮质激素类药物治疗都可直接停药,但是对于反复在晚上服药者,或患者有可能出现肾上腺皮质功能不全者,即使服药时间小于3周都建议逐渐减量。

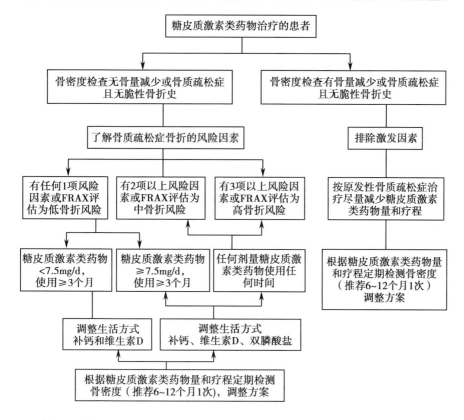

注：①糖皮质激素类药物,以泼尼松为例；②调整生活方式：进富含钙、低盐和适量蛋白质的均衡膳食；适当户外运动和日照,康复治疗；禁吸烟、酗酒和慎用影响骨代谢药；防止跌倒；加强保护(如用关节保护器)等；③骨折风险因素：低BMI($\leqslant$19kg/m^2)；既往脆性骨折史；父母骨折史；吸烟；过度饮酒；合并引起继发性骨质疏松症的其他疾病

图6-2 糖皮质激素类药物诱导的骨质疏松症诊治流程

五、儿童、妊娠期妇女、哺乳期妇女应用糖皮质激素类药物的原则

（一）儿童糖皮质激素类药物的应用

儿童长期应用糖皮质激素类药物更应严格掌握适应证和妥当选用治疗方

法。应根据患儿年龄、体重(体表面积更佳)、疾病严重程度以及患儿对治疗的反应来确定最合适的糖皮质激素类药物治疗方案。治疗过程中更应注意密切观察不良反应,以避免或降低糖皮质激素类药物对患儿生长和发育的影响。

(二)妊娠期妇女糖皮质激素类药物的应用

大剂量使用糖皮质激素类药物者不宜怀孕,妊娠期妇女慎用糖皮质激素类药物。但在特殊情况下临床医师可根据患者情况决定是否启用糖皮质激素类药物,例如慢性肾上腺皮质功能减退症及先天性肾上腺皮质增生症患者妊娠期应坚持糖皮质激素类药物的替代治疗,严重的妊娠疱疹、妊娠性类天疱疮也可考虑使用糖皮质激素类药物。

(三)哺乳期妇女糖皮质激素类药物的应用

哺乳期妇女应用生理剂量或维持剂量的糖皮质激素类药物对婴儿一般无明显不良影响。但若哺乳期妇女接受中等及高剂量、中或长程治疗方案的糖皮质激素类药物时不应哺乳,以避免经乳汁分泌的糖皮质激素类药物对婴儿造成不良影响。

第四节   常见处方审核案例详解

一、适应证不适宜

案例 1
【处方描述】

性别:女   年龄:36 岁
临床诊断:发热查因。
处方内容:
地塞米松磷酸钠注射液   1ml:5mg×1 支   2mg   once   i.v.
0.9% 氯化钠注射液   10ml:0.09g×1 支   10ml   once   i.v.

【处方问题】适应证不适宜。
【机制分析】地塞米松虽有退热作用,但并不常规作为退热药。普通发热患者并无指征使用糖皮质激素类药物,因其对病原微生物也无抑制作用。绝大部分情况下,发热是由病毒或细菌引起的,使用糖皮质激素类药物不仅没有杀菌、抗病毒作用,而且会降低机体免疫防御,激发或加重感染,掩盖病情,增加治疗难度。本处方属适应证不适宜。

【干预建议】在发热原因未明之前,建议不要使用糖皮质激素类药物退热。如需进行对症处理,退热建议使用非甾体抗炎药,如对乙酰氨基酚、布洛芬等。如发热为细菌感染引起建议加用抗菌药物。

案例2
【处方描述】

性别:女　年龄:73 岁
临床诊断:高血压;冠心病;糖尿病。
处方内容:

阿司匹林肠溶片	100mg×30 片	100mg	q.d.	p.o.
阿托伐他汀钙片	20mg×7 片	20mg	q.d.	p.o.
琥珀酸美托洛尔缓释片	47.5mg×7 片	47.5mg	q.d.	p.o.
厄贝沙坦	150mg×7 片	150mg	q.d.	p.o.
醋酸地塞米松片	0.75mg×7 片	0.75mg	q.d.	p.o.

【处方问题】适应证不适宜。

【机制分析】处方用药与诊断不符,该患者诊断为高血压、冠心病、糖尿病,并无使用地塞米松的指征。此外地塞米松属糖皮质激素类药物,有升高血糖和血压的不良反应,对于高血压、糖尿病患者应慎用糖皮质激素类药物地塞米松,若需使用需要权衡利弊。本处方属适应证不适宜。

【干预建议】建议停用地塞米松,若需使用应补充诊断,并权衡利弊使用。

案例3
【处方描述】

性别:女　年龄:69 岁
临床诊断:术后贫血。
处方内容:

地塞米松磷酸钠注射液	1ml:5mg×1 支	5mg	q.d.	i.v.(输血前)
0.9% 氯化钠注射液	100ml:0.9g×1 袋	100ml	q.d.	冲管(输血后)

【处方问题】适应证不适宜。

【机制分析】患者因术后贫血予输血治疗,无使用糖皮质激素类药物的指征。地塞米松属于长效糖皮质激素类药物,具有较强的抗过敏和免疫抑制作用,其作用分为基因组效应和非基因组效应,以前者为主,通过受体复合物与

DNA 的结合影响基因表达发挥作用,此过程至少需 1 小时以上。而速发型过敏反应往往在数分钟内发生,其作用迅速而强烈。因此,输血前给予地塞米松并不足以预防过敏反应。本处方属适应证不适宜。

英国国家卫生与保健优化研究所(NICE)于 2015 年发布的有关输血指南,以及美国血库协会(AABB)于 2012 年发布有关红细胞输注的指南均未提及预防性使用抗过敏药物。输血前使用抗过敏药、抗组胺药以及解热镇痛药均有害而无益,不能阻止输血反应,特别是免疫性输血反应,而最大的风险是会导致患者真正的输血反应出现延迟或表现不典型,失去最佳的抢救机会。

【干预建议】目前没有证据显示预防性用药有益。具有轻度过敏既往史的患者,可直接输血,无须预先用药。建议在输血前进行全面的免疫血液学检查,包括血型鉴定、同种免疫抗体筛选、交叉配合试验(含各种介质法)等,并采用白细胞滤器去除成分血液中的白细胞,可以避免免疫性输血反应的发生。

案例 4

【处方描述】

性别:女 年龄:67 岁

临床诊断:高血压;糜烂性胃炎;骨质疏松症。

处方内容:

福辛普利钠片	10mg×14 片	10mg	q.d.	p.o.
碳酸钙 D_3 片	0.6g×30 片	0.6g	q.d.	p.o.
瑞巴派特片	0.5g×24 片	0.1g	t.i.d.	p.o.
甲泼尼龙片	4mg×10 片	4mg	q.m.	p.o.
阿法骨化醇片	0.25μg×20 片	0.5μg	q.d.	p.o.

【处方问题】适应证不适宜。

【机制分析】①诊断与用药不符,患者诊断高血压、糜烂性胃炎;骨质疏松症,无使用甲泼尼龙的适应证;②该患者诊断糜烂性胃炎,激素可诱发或加剧胃、十二指肠溃疡,甚至造成消化道大出血或穿孔,因此如患者有活动性消化性溃疡时应避免使用糖皮质激素类药物;③糖皮质激素类药物有升高血压、致骨质疏松症的不良反应,因此高血压患者、骨质疏松症患者应慎用糖皮质激素类药物。本处方属适应证不适宜。

【干预建议】建议停用甲泼尼龙片,若需使用建议补充临床诊断,并权衡利弊使用。

案例 5

【处方描述】

性别:女　年龄:36 岁

临床诊断:失眠。

处方内容:

泼尼松龙片	5mg×14 片	10mg	p.o.	q.d.
阿普唑仑	0.4mg×7 片	0.4mg	p.o.	q.n.

【处方问题】适应证不适宜。

【机制分析】诊断与用药不符,糖皮质激素类药物有中枢神经系统兴奋作用,可出现激动、失眠等不良反应,不能作为治疗失眠症的药物。本处方属适应证不适宜。

【干预建议】建议停用泼尼松龙片,单独使用阿普唑仑片治疗失眠。

案例 6

【处方描述】

性别:女　年龄:12 岁 8 个月

临床诊断:急性上呼吸道感染;水痘。

处方内容:

注射用头孢孟多酯钠	1.0g×2 支	2g	q.d.	iv.gtt
0.9% 氯化钠注射液	250ml:2.25g×1 袋	250ml	q.d.	iv.gtt
地塞米松磷酸钠注射液	1ml:5mg×2 支	10mg	q.d.	iv.gtt
5% 葡萄糖溶液	100ml:5g×1 袋	100ml	q.d.	iv.gtt

【处方问题】适应证不适宜。

【机制分析】患者诊断为急性上呼吸道感染,无使用糖皮质激素类药物的指征。对于有细菌感染证据的急性上呼吸道感染患儿,可使用 β-内酰胺类抗菌药物。根据 2011 年版《糖皮质激素类药物临床应用指导原则》,未能控制的感染(如水痘、真菌感染),尽量避免使用糖皮质激素类药物。该处方明确诊断为水痘,而地塞米松为糖皮质激素类药物,可降低机体的免疫功能和防御机制,可能使病情加重,发生出血性水痘和继发性感染,严重时可引起死亡。本处方属适应证不适宜。

【干预建议】建议停用地塞米松磷酸钠注射液,如患者高热,建议使用非甾体抗炎药如对乙酰氨基酚、布洛芬退热。

二、用法、用量不适宜

案例.7

【处方描述】

性别:男 年龄:81岁

临床诊断:慢性阻塞性肺疾病(稳定期)。

处方内容:

沙美特罗氟替卡松 50μg/500μg×60泡/盒 2吸 t.i.d. 吸入

【处方问题】用法、用量不适宜。

【机制分析】慢性阻塞性肺疾病(COPD),以持续呼吸症状和气流受限为特征,炎症仍是慢性阻塞性肺疾病进展的核心机制。对于稳定期COPD患者常用的药物包括:吸入型糖皮质激素(ICS)、长效抗胆碱能药物(LAMA)和长效 β_2 受体激动剂(LABA)。临床可根据患者症状和急性加重的频次来选择治疗药物。如对于症状多、既往1年≥2次中度急性加重或1次重度急性加重、血EOS计数≥300/μl者,考虑含ICS+LABA的治疗方案。

沙美特罗氟替卡松为复方制剂,其中沙美特罗为LABA,氟替卡松为ICS,为治疗COPD的常用药物。根据沙美特罗氟替卡松(50μg/500μg)的说明书:推荐每次1吸(50μg沙美特罗和500μg丙酸氟替卡松),每日2次。该处方每次2吸,每日3次给药不合理。本处方属用法、用量不适宜。

【干预建议】建议修改沙美特罗氟替卡松的剂量为每次1吸,每日2次。

案例8

【处方描述】

性别:女 年龄:6岁10个月

临床诊断:支气管哮喘。

处方内容:

吸入用布地奈德混悬液	2ml:1mg×2支	4ml	b.i.d.	雾化
0.9%氯化钠注射液	2ml:18mg×1支	2ml	b.i.d.	雾化
硫酸特布他林雾化液	2ml:5mg×1支	1ml	t.i.d.	雾化

【处方问题】用法、用量不合理。

【机制分析】支气管哮喘的治疗药物分为控制类药物和缓解类药物,其中需每天使用的控制类药物包括吸入型糖皮质激素(ICS)、ICS/长效 β 受体激动剂(ICS/LABA)等,急性发作时按需使用的缓解类药物包括:速效吸入和短效口服 β_2 受体激动剂(SABA)、ICS/福莫特罗、全身性激素等。整个哮喘的治疗过程需要对患者进行连续性的评估,观察疗效并适时调整治疗方案。其中 ICS 为哮喘的主要治疗药物,按需可使用缓解类药物如 SABA。如果使用当前治疗方案不能使哮喘得到控制,治疗方案应该升级联用直至达到哮喘控制为止。该患者使用 ICS(布地奈德)雾化吸入,以 SABA(特布他林)按需使用合理。但吸入用布地奈德混悬液用于儿童的起始剂量为一次 0.5~1mg,一天 2 次。维持剂量为:一次 0.25~0.5mg,一天 2 次。本处方属用法、用量不适宜。

【干预建议】建议修改布地奈德混悬液的起始剂量为 1~2ml b.i.d.,维持剂量可 0.5~1ml b.i.d.。

案例 9
【处方描述】

性别:男　年龄:22 岁
临床诊断:蚂蚁咬伤;过敏。
处方内容:

氯雷他定片	10mg×6 片	10mg	q.n.	p.o.
醋酸地塞米松片	0.75mg×7 片	0.75mg	q.n.	p.o.

【处方问题】用法、用量不适宜。

【机制分析】糖皮质激素类药物具有抗过敏的作用,根据人体激素分泌的生理曲线特征,凌晨是激素水平的低谷,早上 8 点是激素水平的高峰,不建议在晚上服用糖皮质激素类药物,破坏人体激素的分泌曲线。而且晚上服用糖皮质激素类药物可能会使患者晚上精神兴奋,影响睡眠休息。本处方属用法、用量不适宜。

【干预建议】建议在每日激素分泌的高峰(早晨 8 点)给予顿服糖皮质激素类药物,长效糖皮质激素类药物不宜长期使用,以尽量减少不良反应的发生。

案例 10
【处方描述】

性别：男　年龄：47 岁　体重：45kg

临床诊断：双耳突发性耳聋。

处方内容：

注射用甲泼尼龙琥珀酸钠	40mg×2 瓶	80mg	q.d.	iv.gtt
0.9% 氯化钠注射液	250ml：2.25g×1 袋	250ml	q.d.	iv.gtt

【处方问题】用法、用量不适宜。

【机制分析】研究数据显示改善内耳微循环药物和糖皮质激素类药物对各型突聋均有效。糖皮质激素类药物的治疗首先建议全身给药，局部给药可作为补救性治疗，包括鼓室内注射或耳后注射。口服糖皮质激素类药物的剂量建议为：泼尼松每天 1mg/kg（最大剂量建议为 60mg），连用 3 日，如有效，可再用 2 日后停药，不必逐渐减量，如无效可直接停药。糖皮质激素类药物也可静脉注射给药，按照泼尼松剂量类比推算，甲泼尼龙 40mg 或地塞米松 10mg，疗程同口服激素。本处方甲泼尼龙的剂量为 80mg 超过推荐剂量，故本处方属用法、用量不适宜。

【干预建议】建议医师调整甲泼尼龙的剂量，可 40mg/d，使用 3~5 天。

三、剂型与给药途径不适宜

案例 11
【处方描述】

性别：女　年龄：1 岁 6 个月

临床诊断：湿疹。

处方内容：

醋酸泼尼松片	5mg×7 片	5mg	b.i.d.	p.o.
氯雷他定颗粒	5mg×4 包	2.5mg	q.n.	p.o.
炉甘石洗剂	100ml×1 瓶	5ml	prn.	外用
儿肤康搽剂	200ml×1 瓶	适量	q.d.	外用

【处方问题】剂型与给药途径不适宜。

【机制分析】对于湿疹治疗的主要目的是控制症状、减少复发。治疗方面包括：基础治疗、局部治疗、系统治疗和物理治疗。在药物治疗方面，局部治疗湿疹的药物主要包括炉甘石洗剂、硼酸溶液、糖皮质激素乳膏等，其中外用糖皮质激素制剂仍是治疗湿疹的主要药物。可根据病情、患者状况、病变部位、面积等选择合适强度的糖皮质激素类药物。轻度湿疹皮炎多应用中弱效糖皮质激素类药物，中重度可用中强效糖皮质激素类药物。湿疹原则上不全身使用糖皮质激素类药物，而以局部应用为主，只有在皮炎面积广泛、渗出明显，使用其他药物难以迅速控制时，才可考虑短期内全身使用糖皮质激素类药物，待皮疹控制后逐渐减量。该患儿1岁6个月，诊断湿疹首选外用糖皮质激素类药物，故选用全身用糖皮质激素类药物泼尼松属剂型与给药途径不适宜。

【干预建议】停用醋酸泼尼松片，建议与医师沟通，根据患者湿疹的严重程度和部位，酌情选择外用中弱效糖皮质激素类药物(如1%醋酸氢化可的松、0.01%氟轻松软膏等)。

案例12

【处方描述】

性别：女　年龄：29岁
临床诊断：支气管哮喘(慢性持续期)。
处方内容：

| 复方甲氧那明胶囊 | 12.5mg×40粒 | 2粒 | t.i.d. | p.o. |
| 甲泼尼龙片 | 4mg×10片 | 8mg | q.d. | p.o. |

【处方问题】剂型与给药途径不适宜。

【机制分析】支气管哮喘分为三期：急性加重期、慢性持续期和临床缓解期。对于慢性持续期哮喘的治疗药物主要分为两类：一是控制类药物，需每天使用并长期维持的药物，包括吸入型糖皮质激素(ICS)、ICS/长效 β_2 受体激动剂(ICS/LABA)等；二是缓解类药物，急性发作时按需使用，包括速效吸入和短效口服 β_2 受体激动剂(SABA)、全身性激素、吸入型抗胆碱能药物等。

糖皮质激素类药物是最有效的控制哮喘气道炎症的药物，哮喘慢性持续期首选ICS，ICS可有效控制气道炎症、降低气高反应性、减轻哮喘症状、改善肺功能、提高生命质量、减少哮喘发作的频率和减轻发作时的严重程度。口服糖皮质激素类药物仅用于：①应用大剂量ICS/LABA后仍不能控制的持续性哮喘和激素依赖性哮喘,一般推荐半衰期较短的激素,推荐采用每天或隔天给药的方式,泼尼松的每日维持剂量最好≤10mg;②对SABA初始治疗反应不佳或在控制药物治疗基础上发生急性发作的哮喘患者,推荐使用泼尼松龙0.5~1.0mg/kg或等效剂量的其他全身激素口服5~7日。严重的急性发作患者或不宜口服激素的患者可以静脉给药。该患者为支气管哮喘(慢性持续期),推荐首选ICS,不建议常规口服糖皮质激素类药物治疗。本处方属剂型与给药途径不适宜。

【干预建议】建议停用甲泼尼龙片,改用吸入型糖皮质激素治疗,如布地奈德或丙酸氟替卡松吸入剂等,如症状不能缓解,可选用ICS/LABA,如布地奈德福莫特罗等。

案例13

【处方描述】

性别:女　年龄:3岁9个月
临床诊断:多发性硬化症急性恶化期。
处方内容:
注射用甲泼尼龙琥珀酸钠　40mg×1瓶　　　　20mg　q.d.　i.m.
0.9%氯化钠注射液　　　10ml:0.09g×1支　10ml　q.d.　i.m.

【处方问题】剂型与给药途径不适宜。

【机制分析】多发性硬化是一种中枢神经系统自身免疫性炎性脱髓鞘疾病。糖皮质激素是治疗儿童多发性硬化急性发作的主要治疗方法,其可快速减轻炎症,并加快从急性多发性硬化发作中恢复。用于多发性硬化急性发作的典型治疗方案为:20~30mg/kg的静脉甲泼尼龙冲击治疗,一日1次,连用5日。症状完全恢复的患者无须进一步使用糖皮质激素。对于存在残留残疾的患者,可使用逐渐减量的口服泼尼松疗程。

患者诊断多发性硬化症急性恶化期,有指征使用糖皮质激素类药物。但注射用甲泼尼龙琥珀酸钠含有苯甲醇,禁止用于儿童肌内注射。苯甲醇与臀肌挛缩症存在相关性(患者常行路困难,多数类似青蛙跳跃式前进,又叫"青蛙腿")。本处方属剂型与给药途径不适宜。

【干预建议】该患儿甲泼尼龙减量期建议改为口服的甲泼尼龙,若存在口服禁忌建议静脉滴注甲泼尼龙琥珀酸钠。

案例 14

【处方描述】

性别:男 年龄:83 岁

临床诊断:慢性阻塞性肺疾病(稳定期)。

处方内容:

布地奈德福莫特罗粉 80μg/4.5μg×60 吸 / 瓶 2 喷 b.i.d. 喷喉
吸入剂

【处方问题】剂型与给药途径不适宜。

【机制分析】对于稳定期慢性阻塞性肺疾病(COPD)患者常用的药物包括:吸入型糖皮质激素(ICS)、长效抗胆碱能药物(LAMA)和长效 β_2 受体激动剂(LABA)等。布地奈德福莫特罗粉吸入剂为 ICS 和 LABA 的复方制剂,可用于治疗 COPD。布地奈德福莫特罗粉吸入剂为肺内吸入制剂,使用方法应为“吸入”,该处方用法为“喷喉”,给药途径不适宜。

【干预建议】建议更改处方用药方法为吸入,教会患者正确使用吸入制剂。

案例 15

【处方描述】

性别:男 年龄:58 岁

临床诊断:溃疡性结肠炎。

处方内容:

美沙拉秦缓释颗粒	0.5g×40 片	1 500mg	t.i.d.	p.o.
地塞米松磷酸钠注射液	1ml:5mg×1 支	5mg	q.d.	灌肠

【处方问题】剂型与给药途径不适宜。

【机制分析】溃疡性结肠炎是一种慢性炎症性疾病,特征为炎症反复发作与缓解,病变累及直肠,且可能以连续性的方式向近端扩展至结肠其他部位。溃疡性结肠炎的治疗是基于病变的严重程度和范围。如对于轻度或中度活动性左半结肠炎 / 广泛性结肠炎 / 全结肠炎患者,推荐口服 5- 对氨基水杨酸(5-ASA)药物(如美沙拉嗪)、直肠 5-ASA 或类固醇栓剂以及 5-ASA 或类固醇灌肠剂或泡沫剂联合治疗。对口服 5-ASA 药物加局部 5-ASA 及类固醇联合治疗无效的患者,推荐口服糖皮质激素类药物。

　　该患者诊断为溃疡性结肠炎,可使用类固醇灌肠剂。临床也有研究显示地塞米松灌肠治疗溃疡性结肠炎疗效好。但地塞米松注射液说明书给药途径主要有静脉注射、静脉滴注、鞘内注射、关节腔内注射,灌肠用属于超药品说明书用药,给药途径不适宜。

　　【干预建议】建议使用类固醇灌肠剂型,如需使用地塞米松注射液灌肠,建议提交超药品说明书用药申请及相关材料,且须经所在医疗机构药事管理与药物治疗学委员会和伦理委员会批准并备案。

案例 16
【处方描述】

性别:男　年龄:43 岁

临床诊断:扁桃体炎。

处方内容:

青霉素钠注射粉针	80 万 U:0.5g×1 支	25 万 U	q.d.	双侧扁桃体封闭
地塞米松磷酸钠注射液	1ml:5mg×1 支	5mg	q.d.	双侧扁桃体封闭
0.9% 氯化钠注射液	2ml:18mg×1 支	2ml	q.d.	双侧扁桃体封闭

　　【处方问题】剂型与给药途径不适宜。

　　【机制分析】对于病毒性扁桃体炎常为自限性,无须使用抗菌药物治疗。而对于细菌性扁桃体炎,A 群 β 溶血性链球菌是其主要致病菌,β-内酰胺类为抗菌药物治疗的一线首选药物,可根据病情轻重决定给药途径。对于因扁桃体炎引起的急性咽痛,有指南推荐口服激素治疗,激素可减轻病情,缩短咽痛时间。此外对于化脓性扁桃体炎也可使用糖皮质激素类药物。虽有文献报道使用地塞米松和青霉素对于扁桃体炎患者的喉上神经封闭有一定的疗效。但地塞米松注射液说明书给药途径主要有静脉注射、静脉滴注、鞘内注射、关节腔内注射,用于扁桃体封闭治疗属于超说明书用药,给药途径不适宜。此外青霉素钠用于扁桃体封闭也属于超说明书用药。

　　【干预建议】建议停用该方法,如有指征使用糖皮质激素类药物和抗菌药物,可口服或静脉用糖皮质激素类药物、青霉素类药物,如需将地塞米松、青霉素用于双侧扁桃体封闭,建议提交超药品说明书用药申请及相关材料,且须经所在医疗机构药事管理与药物治疗学委员会和伦理委员会批准并备案。

案例 17

【处方描述】

性别:女　年龄:42 岁

临床诊断:输卵管通液。

处方内容:

地塞米松磷酸钠注射液	1ml:5mg×1 支	10mg	q.d.	通液
硫酸庆大霉素注射液	2ml:8 万 U×1 支	8 万 U	q.d.	通液
0.9% 氯化钠注射液	50ml:0.45g×1 袋	30ml	q.d.	通液
盐酸克林霉素棕榈酯分散片	75mg×12 片	150mg	t.i.d.	p.o.

【处方问题】剂型与给药途径不适宜。

【机制分析】虽然有研究认为宫腔镜下输卵管插管时使用含地塞米松的溶液有助于减少输卵管再粘连,提高受孕率,但有待证据等级更高的循证医学证据支持该方法,且地塞米松注射液、庆大霉素注射液说明书也未有输卵管通液这一给药途径。本处方属剂型与给药途径不适宜。

【干预建议】建议停用该方法,如需使用建议提交超药品说明书用药申请及相关材料,且须经所在医疗机构药事管理与药物治疗学委员会和伦理委员会批准并备案。

案例 18

【处方描述】

性别:女　年龄:24 岁

临床诊断:慢性化脓性中耳炎。

处方内容:

氧氟沙星滴耳液	5ml:15mg×1 支	0.2ml	t.i.d.	滴耳
地塞米松磷酸钠注射液	1ml:5mg×1 支	1mg	t.i.d.	滴耳

【处方问题】剂型与给药途径不适宜。

【机制分析】慢性化脓性中耳炎是指中耳黏膜、骨膜或深达骨质的慢性化脓性炎症,临床上以耳内长期间歇或持续流脓、鼓膜穿孔或听力下降为特点。对于慢性化脓性中耳炎的治疗主要还是要针对病因(如腺样体肥大、慢性鼻炎等)。药物治疗可起到控制感染、达到干耳等目的,包括局部用药和全身用药两种类型。局部用药包括耳局部用抗生素(喹诺酮类药物是治疗慢性化脓性中耳炎最常用的局部药物)、耳局部用皮质类固醇,二者常联合使用。

地塞米松磷酸钠注射液完全溶解于介质中,与介质亲和力大,透皮速率低,不适合外用。虽有文献报道地塞米松磷酸钠注射液加入至氧氟沙星滴耳液中外用滴耳有一定疗效,但缺乏循证医学证据,并且地塞米松磷酸钠注射液用于滴耳属于超药品说明书用药。本处方属剂型与给药途径不适宜。

【干预建议】①建议医师更换适用于滴耳的糖皮质激素;②如需使用建议提交超药品说明书用药申请及相关材料,且须经所在医疗机构药事管理与药物治疗学委员会和伦理委员会批准并备案。

案例 19
【处方描述】

性别:女　年龄:30 岁
临床诊断:睑缘炎。
处方内容:

| 地塞米松磷酸钠注射液 | 1ml:5mg×2 支 | 10mg | q.d. | 离子导入患处 |
| 左氧氟沙星滴眼液 | 5ml:24.4mg×1 支 | 0.2ml | q.i.d. | 滴眼 |

【处方问题】剂型与给药途径不适宜。

【机制分析】睑缘炎是眼科一种常见的慢性疾病,以睑缘炎症伴眼部刺激感为特征。睑缘炎的治疗目的是缓解症状,预防或尽量减少日后的发作。轻到中度症状患者一般可采取对症治疗措施,包括热敷、眼睑按摩、眼睑清洗和人工泪液。严重或难治性症状患者可能需要其他治疗,例如局部用或口服抗生素、局部用糖皮质激素类药物或局部用环孢素。地塞米松磷酸钠注射液一般都是静脉注射、静脉滴注、鞘内注射、关节腔注射。也有文献报道地塞米松注射液离子导入治疗睑缘炎,但该方法属超药品说明书用药,未得到更多资料证实,给药途径不适宜。

【干预建议】建议停用该方法,改用糖皮质激素的滴眼剂,如需使用糖皮质激素离子导入建议提交超药品说明书用药申请及相关材料,且须经所在医疗机构药事管理与药物治疗学委员会和伦理委员会批准并备案。

案例 20
【处方描述】

性别:女　年龄:30 岁
临床诊断:变应性鼻炎。

处方内容：

地塞米松磷酸钠注射液　　1ml：5mg×1 支　　0.1ml　　t.i.d.　　滴鼻

【处方问题】剂型与给药途径不适宜。

【机制分析】变应性鼻炎是机体暴露于变应原后主要由 IgE 介导的鼻黏膜非感染性慢性炎性疾病。对于变应性鼻炎的治疗药物包括：糖皮质激素类药物、抗组胺药(如氮卓斯汀鼻喷剂)、抗白三烯药(如孟鲁司特)、肥大细胞膜稳定剂(如色甘酸钠)、减充血剂(如羟甲唑啉和赛洛唑啉鼻喷剂)、抗胆碱药(如异丙托溴铵)等。其中鼻用糖皮质激素类药物是变应性鼻炎的一线治疗药物之一，对变应性鼻炎患者的所有鼻部症状包括喷嚏、流涕、鼻痒和鼻塞均有显著改善作用，是目前治疗变应性鼻炎最有效的药物。对于轻 - 中度变应性鼻炎，鼻用糖皮质激素类药物疗程不少于 2 周；对于中 - 重度持续性变应性鼻炎，首选鼻用糖皮质激素类药物，疗程 4 周以上。口服糖皮质激素类药物是变应性鼻炎的二线治疗药物。

地塞米松为全身用糖皮质激素类药物，局部用药滴鼻不适宜。有文献报道地塞米松磷酸钠注射液加入到呋麻滴鼻液滴鼻有一定的疗效，但循证医学证据不足。本处方属剂型与给药途径不适宜。

【干预建议】建议换用糖皮质激素类药物的鼻用制剂(如糠酸莫米松、丙酸氟替卡松或布地奈德鼻喷剂)。如需使用地塞米松注射液滴鼻，建议提交超药品说明书用药申请及相关材料，且须经所在医疗机构药事管理与药物治疗学委员会和伦理委员会批准并备案。

案例 21

【处方描述】

性别：男　　年龄：8 岁

临床诊断：过敏性鼻炎。

处方内容：

复方倍他米松注射液　　2.63mg：1ml×1 支　　1ml　　q.d.　　i.m.

【处方问题】剂型和给药途径不适宜。

【机制分析】轻度间歇性儿童过敏性鼻炎，采取抗组胺药治疗，对于中 - 重度间歇性和持续性儿童过敏性鼻炎采取鼻用糖皮质激素类药物、抗组胺药和 / 或白三烯受体拮抗剂联合用药。第二代抗组胺药为儿童变应性鼻炎的一线治疗药物(如氯雷他定及西替利嗪)，对于中重度持续性变应性鼻炎，鼻用糖皮质激素类药物为一线用药,如丙酸氟替卡松(适用于12岁以上)、布地奈德(适用于6岁以上)和糠酸莫米松(适用于3岁以上)。本处方选用全身用糖皮质激素类药物倍他米松不适宜,建议选用鼻用糖皮质激素类药物,剂型不适宜。复方倍他米松注射液为复方制剂,其组分为二丙酸倍他米松及倍他米松磷酸钠。本药含苯甲醇,禁用于儿童肌内注射,给药途径也不适宜。

【干预建议】儿童过敏性鼻炎建议选用抗组胺药,如氯雷他定,或选用布地奈德或糠酸莫米松鼻喷雾剂。

四、联合用药不适宜

案例 22
【处方描述】

性别:女   年龄:24岁

临床诊断:湿疹。

处方内容:

氯雷他定片	10mg×6 片	10mg	q.d.	p.o.
润燥止痒胶囊	0.5g×24 粒	2g	t.i.d.	p.o.
糠酸莫米松乳膏	5mg:5g×1 支	适量	q.d.	外用
丙酸氟替卡松乳膏	7.5mg:15g×1 支	适量	q.d.	外用

【处方问题】联合用药不适宜。

【机制分析】湿疹的治疗药物包括局部用的炉甘石洗剂、硼酸溶液、糖皮质激素乳膏等,还包括全身用的抗组胺药、糖皮质激素类药物、抗菌药物(有感染指征者)等。其中外用糖皮质激素制剂仍是治疗湿疹的主要药物,全身用糖皮质激素类药物一般不主张常规使用。糠酸莫米松乳膏和丙酸氟替卡松乳膏均为外用糖皮质激素类药物,两者联用疗效不会增加,但可能会增加不良反应的发生。本处方属联合用药不适宜。

【干预建议】建议两者只选一种使用即可。

案例 23
【处方描述】

性别:女   年龄:68岁

临床诊断:慢性阻塞性肺疾病(稳定期)。

处方内容：

布地奈德福莫特罗　　80μg/4.5μg×60吸/瓶　　2吸　b.i.d.　吸入
吸入剂

沙美特罗替卡松　　　50μg/250μg×60泡/盒　　1吸　b.i.d.　吸入
吸入剂

【处方问题】联合用药不适宜。

【机制分析】对于稳定期慢性阻塞性疾病患者常用的药物包括：吸入型糖皮质激素（ICS）、长效抗胆碱能药物（LAMA）和长效 β_2 受体激动剂（LABA）。布地奈德福莫特罗和沙美特罗替卡松联合用药属重复用药，两药均为长效 β_2 受体激动剂和雾化吸入糖皮质激素的复方制剂。本处方属联合用药不适宜。

【干预建议】建议只选择其中一种药物吸入即可，若患者吸入一种药物不能控制症状，可加入长效抗胆碱能药物（LAMA 制剂），如噻托溴铵。

案例 24

【处方描述】

性别：女　年龄：79 岁

临床诊断：心力衰竭；类风湿关节炎。

处方内容：

醋酸泼尼松片	5mg×21 片	20mg	q.d.	p.o.
甲氨蝶呤片	2.5mg×16 片	15mg	q.w.	p.o.
盐酸曲美他嗪片	20mg×30 片	20mg	t.i.d.	p.o.
地高辛片	0.25mg×7 片	0.125mg	q.d.	p.o.

【处方问题】联合用药不适宜。

【机制分析】类风湿性关节炎的治疗目标除了控制症状，更为关键的是要应用改善病情的药物，延缓病情发展，避免致残。常用的药物分为五大类：非甾体抗炎药（NSAID）、改善病情的抗风湿药（DMARD）、生物制剂、糖皮质激素类药物和植物药。类风湿关节炎一经诊断即开始 DMARD 的治疗，虽然DMARD 不具备即刻止痛和抗炎作用，但有改善和延缓病情进展的疗效，通常首选甲氨蝶呤。糖皮质激素类药物能迅速减轻关节疼痛、肿胀，在关节炎急性发作，或伴有心、肺、眼和神经系统等器官受累的重症患者，可给予糖皮质激素类药物。但糖皮质激素类药物一般作为 DMARD 起效前的"桥梁"作用，一般不单独使用糖皮质激素类药物,用糖皮激素类药物的同时应服用 DMARD,待 DMARD 起效后可缓慢停用糖皮质激素类药物。糖皮质激素类药物与强心苷(如地高辛)联用,增加洋地黄毒性及心律失常的发生,其原因是糖皮质激素类药物的水钠潴留和排钾作用而致。本处方属联合用药不适宜。

【干预建议】建议监测地高辛的血药浓度、患者的血钾和心率,密切监测患者的不良反应(如心律失常、呕吐、视物模糊等),待甲氨蝶呤起效后可缓慢停用泼尼松片,无须长期服用。

案例 25
【处方描述】

性别:女 年龄:43 岁
临床诊断:白塞综合征;胃食管反流。
处方内容:

甲氨蝶呤片	2.5mg×16 片	15mg	q.w.	p.o.
醋酸泼尼松片	5mg×21 片	20mg	q.d.	p.o.
泮托拉唑肠溶片	40mg×14 片	40mg	q.d.	p.o.

【处方问题】联合用药不适宜。

【机制分析】白塞综合征是一种以血管炎为基本病理表现的慢性、复发性、全身性疾病,以反复发作的口腔和生殖器溃疡、眼炎及皮肤损害为主要临床特征,并可累及关节、血管、消化道、神经等全身多个系统。在白塞病中,患者的临床表现及其严重程度差异很大。因此,应该针对每个患者进行个体化治疗。治疗的目的是缓解症状,减少复发,延缓病情进展,预防严重并发症的发生。如白塞病致眼睛受累者应使用免疫抑制剂治疗,严重急性发作时使用全身性糖皮质激素类药物。若胃肠道受累,应首选糖皮质激素类药物、硫唑嘌呤等。若急性发作的脑实质受累也应使用大剂量糖皮质激素类药物同时联合免疫抑制剂治疗。该患者诊断为白塞综合征,有使用免疫抑制剂(甲氨蝶呤)和糖皮质激素类药物的指征。

美国 FDA 发布声明称在服用质子泵抑制剂(PPI)期间静脉注射甲氨蝶呤可能引起甲氨蝶呤和/或其代谢物羟甲氨蝶呤血清水平升高和清除减慢,导致血清甲氨蝶呤水平升高而毒性增加,临床在应用甲氨蝶呤(特别是大剂量甲氨蝶呤)时应该避免合用泮托拉唑等 PPI。该患者诊断有胃食管反流,而糖皮质激素类药物如泼尼松片对胃肠黏膜损害明显,可能会导致胃肠道出血。本处方属联合用药不适宜。

【干预建议】建议患者改用 H$_2$ 受体拮抗剂,患者有胃食管反流,应用泼尼松时应密切监测消化道不良反应。

案例26

【处方描述】

性别:女　年龄:56岁

临床诊断:高血压;干燥综合征。

处方内容:

氢氯噻嗪片	25mg×21片	25mg	t.i.d.	p.o.
醋酸泼尼松片	5mg×21片	20mg	q.d.	p.o.

【处方问题】联合用药不适宜。

【机制分析】干燥综合征(SS)是一种系统性自身免疫性疾病。目前干燥综合征没有固定的治疗方法,常用的是对症治疗和替代治疗,以减轻患者的症状,预防疾病的发展,提高生活质量。治疗干燥综合征的药物,可分为局部、全身和生物治疗。在存在内脏损伤时,可以使用糖皮质激素类药物治疗,不耐受糖皮质激素类药物时,可联用免疫抑制剂。该患者诊断干燥综合征有使用糖皮质激素类药物的指征。

氢氯噻嗪为利尿剂,可用于治疗高血压,但糖皮质激素类药物与排钾利尿剂(如呋塞米、布美他尼、托拉塞米、氯噻酮、吲达帕胺、氢氯噻嗪、碳酸酐酶抑制剂等)联用,可能会导致严重的低钾血症,并且糖皮质激素类药物的水钠潴留作用会减弱利尿药物的利尿效应。同时氢氯噻嗪与糖皮质激素类药物联用还可增加糖耐量异常的危险。本处方属联合用药不适宜。

【干预建议】建议患者更换其他降压药物如钙离子拮抗剂(CCB)或血管紧张素转换酶抑制药(ACEI),如一定需联用,应监测血钾和血糖水平,留意电解质紊乱的表现(如心电图改变),根据需要补钾。

案例27

【处方描述】

性别:女　年龄:32岁

临床诊断:子宫内膜异位症;痤疮。

处方内容:

达那唑胶囊	0.2g×30粒	200mg	b.i.d.	p.o.
甲泼尼龙片	4mg×30片	16mg	q.d.	p.o.

【处方问题】联合用药不适宜。

【机制分析】子宫内膜异位症的药物治疗目的是抑制卵巢功能,阻止发展,减少病灶的活性,减少粘连的形成。目前尚无标准化方案,常用的可供选择的药物包括非甾体抗炎药、口服避孕药、高效孕激素、雄激素衍生物以及促性腺激素释放激素激动剂五大类。达那唑属雄激素药物,可用于治疗子宫内膜异位症。

虽然也有研究显示糖皮质激素类药物联合促性腺激素释放激素激动剂对于轻度子宫内膜异位症患者疗效确切,并能有效改善机体的性激素水平。但达那唑与糖皮质激素类药物合用,可增加水肿的发生率,诱发或加重痤疮。本处方属联合用药不适宜。

【干预建议】建议停用甲泼尼龙片,若达那唑治疗效果不佳,可联用非甾体抗炎药。如需联用糖皮质激素类药物,建议密切监测不良反应。

五、存在配伍禁忌

案例 28
【处方描述】

性别:女 年龄:40 岁
临床诊断:急性荨麻疹。
处方内容:

葡萄糖酸钙注射液	10ml:1g×1 支	1g	q.d.	iv.gtt
地塞米松磷酸钠注射液	1ml:5mg×2 支	5mg	q.d.	iv.gtt
5% 葡萄糖溶液	100ml:5g×1 袋	100ml	q.d.	iv.gtt

【处方问题】存在配伍禁忌。

【机制分析】对于急性荨麻疹的治疗首选第二代非镇静抗组胺药(如西替利嗪、氯雷他定、依巴斯汀等),在明确病因以及口服抗组胺药不能有效控制症状时,可选择糖皮质激素类药物:泼尼松 30~40mg/d,口服 4~5 日后停药,或相当剂量的地塞米松静脉肌内注射,特别适用于重症或伴有喉头水肿的患者。该患者使用地塞米松磷酸钠注射液 5mg,相当于泼尼松 33mg,剂量适宜。葡萄糖酸钙对荨麻疹有辅助治疗作用。但葡萄糖酸钙禁与磷酸盐配伍,地塞米松磷酸钠注射液的主要成分为地塞米松磷酸钠,两者配伍会产生混浊或沉淀。本处方属存在配伍禁忌。

【干预建议】建议选用非镇静抗组胺药(如西替利嗪、氯雷他定),如需地塞米松联合葡萄糖酸钙建议分开滴注,换药前应冲管或更换新的输液器,以免药物相互作用产生不良反应。

案例 29
【处方描述】

性别:女　年龄:48 岁
临床诊断:过敏性皮炎。
处方内容:

5% 葡萄糖溶液	250ml:12.5g×1 袋	250ml	q.d.	iv.gtt
地塞米松磷酸钠注射液	1ml:5mg×1 支	5mg	q.d.	iv.gtt
维生素 B$_6$ 注射液	2ml:0.1g×2 支	0.2g	q.d.	iv.gtt

【处方问题】存在配伍禁忌。

【机制分析】过敏性皮炎的治疗首先是寻找可能的诱因或诱发因素,若患者发病因素无法解除时往往需要药物治疗。比较轻的过敏性皮炎可适当使用抗组胺药和外用糖皮质激素类药物来进行治疗。对于病情严重的过敏性皮炎可短期使用全身用糖皮质激素类药物进行治疗。肾上腺皮质激素可拮抗维生素 B$_6$ 或增加维生素 B$_6$ 经肾排泄,引起贫血或周围神经炎。关于维生素 B$_6$ 注射液可与地塞米松磷酸钠是否存在配伍禁忌存在争议,有研究表明维生素 B$_6$ 为水溶性碱性物质制成的盐,与地塞米松磷酸钠注射液混合时易导致混浊及沉淀。本处方属存在配伍禁忌。

【干预建议】建议停用维生素 B$_6$ 注射液,如需使用建议地塞米松和维生素 B$_6$ 分开滴注,监测血红蛋白及不良反应。

六、遴选药品不适宜

案例 30
【处方描述】

性别:女　年龄:77 岁
临床诊断:腰痛;老年骨质疏松症。
处方内容:

阿法骨化醇片	0.25μg×20 片	0.5μg	q.d.	p.o.
碳酸钙 D$_3$ 咀嚼片	300mg/60IU×30 片	600mg	q.d.	p.o.
醋酸地塞米松片	0.75mg×14 片	1.5mg	q.d.	p.o.

【处方问题】遴选药品不适宜。

【机制分析】疼痛的治疗用药包括非甾体抗炎药、阿片类药物及镇痛辅助药等,糖皮质激素类药物也具有镇痛和抗炎作用。疼痛的治疗还需根据病因治疗,若患者为软组织和骨关节无菌性炎症引起的疼痛、风湿病引起的腰痛或神经根病变引起的腰痛,则可使用糖皮质激素类药物。但若患者为因骨质疏松症所致的腰痛则不建议使用糖皮质激素类药物镇痛。因激素可抑制机体防御功能,使自身正常免疫能力降低,易于加重感染,且长期应用不良反应多,也可引起骨质疏松症。该患者为老年性骨质疏松症患者,不建议使用糖皮质激素类药物。本处方属遴选药品不适宜。

【干预建议】与临床医生沟通疼痛的病因,决定是否加用糖皮质激素类药物,若为骨质疏松症所致的腰痛建议停用醋酸地塞米松片,选用非甾体抗炎药、曲马多等。如需加用糖皮质激素类药物,密切监测其不良反应。

案例31

【处方描述】

性别:男　年龄:45 岁
临床诊断:狼疮性肾炎。
处方内容:
醋酸地塞米松片　0.75mg×14 片　1.5mg　q.d.　p.o.

【处方问题】遴选药品不适宜。

【机制分析】狼疮性肾炎的治疗主要分两个阶段,即诱导缓解和维持缓解。常用的药物包括糖皮质激素类药物、抗疟药(如羟氯喹)、环磷酰胺、吗替麦考酚酯、硫唑嘌呤、环孢素、他克莫司等。对于Ⅰ、Ⅱ型狼疮肾炎,治疗开始不必加用免疫抑制剂,治疗需要根据肾外表现选择。如出现明显蛋白尿,建议加用激素或免疫抑制剂,持续 6~12 个月。Ⅲ型和Ⅳ型狼疮肾炎的标准治疗方案是激素和免疫抑制的联合治疗。诱导期激素的标准剂量为泼尼松 1mg/(kg·d),每日一次,病情稳定后(6~8 周),开始以每 1~2 周减 10% 的速度缓慢减量,减至泼尼松 0.5mg/(kg·d),维持剂量激素尽量小于泼尼松 10mg/d。维持治疗时间应至少持续 2 年。

慢性自身免疫性疾病(如狼疮性肾炎等)需长期使用糖皮质激素类药物,虽然地塞米松抗炎效力强,作用时间长,但对 HPA 轴的危害较严重,不适宜长疗程的用药。本处方属遴选药品不适宜。

【干预建议】建议停用地塞米松片,改用中效糖皮质激素类药物,如泼尼松龙或甲泼尼龙。

案例 32

【处方描述】

性别:女　年龄:50 岁
临床诊断:多发性肌炎。
处方内容:
氢化可的松片　　10mg×21 片　　30mg　　q.d.　　p.o.

【处方问题】遴选药品不适宜。

【机制分析】多发性肌炎属于慢性自身免疫性疾病,治疗的目标是改善肌力,并避免发生肌肉外并发症。糖皮质激素类药物目前仍是多发性肌炎初始治疗的基石,能改善肌力并保持肌肉功能。糖皮质激素类药物通常的初始剂量为泼尼松 1mg/(kg·d),最大剂量为 80mg/d。治疗 4~6 周后,对临床反应进行评估,若症状好转,应开始逐渐减少泼尼松剂量至最低有效剂量,治疗的总持续时间为 9~12 个月。若患者未出现临床改善征象,建议加用硫唑嘌呤或甲氨蝶呤。

多发性肌炎需长疗程使用糖皮质激素类药物,虽然氢化可的松对 HPA 轴的危害较轻,但其抗炎效力弱,作用时间短,不适宜于治疗慢性的自身免疫性疾病,氢化可的松临床上主要用其作为肾上腺皮质功能不全的替代治疗。本处方属遴选药品不适宜。

【干预建议】建议停用氢化可的松片,改用中效糖皮质激素类药物,如甲泼尼龙、泼尼松或泼尼松龙。

案例 33

【处方描述】

性别:女　年龄:46 岁
临床诊断:活动性肺结核;痛风急性发作。
处方内容:
醋酸泼尼松龙片　　5mg×14 片　　　10mg　　q.d.　　p.o.
利福平胶囊　　　　0.45g×7 片　　　0.45g　　q.d.　　p.o.
异烟肼片　　　　　0.3g×7 片　　　　0.3g　　q.d.　　p.o.
乙胺丁醇片　　　　0.25g×21 片　　　0.75g　　q.d.　　p.o.

【处方问题】遴选药品不适宜。

【机制分析】痛风急性发作的治疗目标是迅速、安全地缓解疼痛和失能。常用的药物包括全身用和关节内注射糖皮质激素类药物、非甾体抗炎药、秋水仙碱。国外指南推荐上述三种药物均为痛风急性发作的一线用药。国内指南推荐尽早使用小剂量秋水仙碱或非甾体抗炎药(足量、短疗程),对上述药物不耐受、疗效不佳或存在禁忌的患者,可全身应用糖皮质激素类药物。对于累及多关节、大关节或合并全身症状的患者,可首选全身糖皮质激素类药物治疗。若疼痛视觉模拟评分法 VAS ≥ 7 分,或 ≥ 2 个大关节受累,或多关节炎,或一种药物疗效差的患者,可联合两种抗炎镇痛药物,如小剂量秋水仙碱或非甾体抗炎药或小剂量秋水仙碱与全身糖皮质激素类药物联用。

该患者痛风急性发作有使用糖皮质激素类药物的指征,但是活动性结核患者尽量避免使用泼尼松龙片,因糖皮质激素类药物可导致结核病的复发或加重。本处方属遴选药品不适宜。

【干预建议】停用泼尼松,患者痛风发作建议使用非甾体抗炎药或小剂量秋水仙碱镇痛,如单用不能缓解症状,非甾体抗炎药联合小剂量秋水仙碱。

案例 34

【处方描述】

性别:女　年龄:26 岁

临床诊断:胆汁淤积型病毒性肝炎;肝功能不全。

处方内容:

注射用还原型谷胱甘肽	1.8g×1 瓶	1.8g	q.d.	iv.gtt
0.9% 氯化钠注射液	250ml:2.25g×1 袋	250ml	q.d.	iv.gtt
熊去氧胆酸胶囊	250mg×25 粒	250mg	b.i.d.	p.o.
醋酸泼尼松片	5mg×14 片	10mg	q.d.	p.o.

【处方问题】遴选药品不适宜。

【机制分析】胆汁淤积型肝炎是各种原因引起的胆汁形成、分泌和/或胆汁排泄异常而导致的肝脏病变。各型病毒感染均可引起胆汁淤积型肝炎,对于病毒性肝炎所致胆汁淤积性肝病的治疗,主要针对病因治疗,在此基础上进行保肝、改善胆汁淤积治疗。可选择甘草酸制剂、熊去氧胆酸等,在排除禁忌证情况下,可短程使用肾上腺皮质激素,但要密切监测其不良反应。如糖皮质激素类药物具免疫抑制作用,对于乙型肝炎患者,可能使肝炎病毒大量复制,从而加重肝病,引起黄疸反跳。

　　泼尼松无生理活性,需经肝脏代谢成有生理活性的泼尼松龙。故对于肝功能不全患者建议选用无须经肝脏代谢而具有生理活性的糖皮质激素类药物。本处方属遴选药品不适宜。

　　【干预建议】停用醋酸泼尼松片,排除禁忌的情况下选用泼尼松龙或甲泼尼龙,并密切监测其不良反应。

案例 35
【处方描述】

性别:男　年龄:2 岁
临床诊断:哮喘(慢性持续期)、发热。
处方内容:

丙酸氟替卡松吸入气雾剂	125μg×60 揿 / 支	1 揿	早、晚各 1 次	吸入
布洛芬混悬滴剂	15ml:0.6g×1 瓶	2ml	prn	p.o.
富马酸酮替芬片	1mg×3 片	0.5mg	b.i.d.	p.o.

　　【处方问题】遴选药品不适宜。

　　【机制分析】哮喘慢性持续期首选吸入型糖皮质激素(ICS)。丙酸氟替卡松为 ICS,但丙酸氟替卡松吸入气雾剂是一种适用于成人及 4 岁以上儿童哮喘治疗的药物,因此 2 岁的孩子不建议使用丙酸氟替卡松。布地奈德是被 FDA 唯一批准可用于 4 岁以下儿童使用的雾化吸入激素。本处方属遴选药品不适宜。

　　【干预建议】建议停用丙酸氟替卡松,选用布地奈德的雾化吸入溶液。

案例 36
【处方描述】

性别:男　年龄:71 岁
临床诊断:角膜溃疡。
处方内容:

玻璃酸钠滴眼液	0.1%:5ml×1 支	0.1ml	q.2h.	滴眼
妥布霉素地塞米松眼膏	3.5g×1 支	0.1g	h.s.	滴眼
左氧氟沙星滴眼液	24.4mg:5ml×1 支	0.1ml	q3h.	滴眼
小牛血去蛋白提取物眼用凝胶	20%:5g×1 支	0.1g	h.s.	滴眼

【处方问题】遴选药品不适宜。

【机制分析】角膜常因异物等外伤，使细菌、病毒或真菌乘机而入，引起感染而发生角膜溃疡。其中细菌性角膜溃疡较多见，治疗常局部使用抗菌药物；蚕蚀性角膜溃疡可使用糖皮质激素眼膏。此患者为角膜溃疡，若为常见的细菌性角膜溃疡，妥布霉素地塞米松眼膏中含有地塞米松，可能会加重角膜溃疡，使溃疡面难以愈合。此外对于溃疡进展期或病毒性、真菌性溃疡，也不建议使用糖皮质激素眼膏。本处方属遴选药品不适宜。

【干预建议】建议明确角膜溃疡的病因，如为常见的细菌性角膜溃疡应停用妥布霉素地塞米松眼膏，改用不含糖皮质激素类药物的抗菌药物治疗。

案例 37
【处方描述】

性别:女　年龄:28 岁
临床诊断:孕 18+4 周;系统性红斑狼疮。
处方内容:
醋酸地塞米松片　0.75mg×28 片　3mg　q.d.　p.o.

【处方问题】遴选药品不适宜。

【机制分析】系统性红斑狼疮是一种全身性的自身免疫性疾病。糖皮质激素类药物是系统性红斑狼疮患者妊娠期间的常用治疗药物。妊娠期妇女建议使用不含氟的糖皮质激素剂型控制系统性红斑狼疮病情，使用剂量应视患者的病情轻重程度而定;尽量使用最小的可控制疾病的剂量。

地塞米松为含氟的糖皮质激素类药物，可通过胎盘屏障，影响胎儿健康，而且地塞米松抗炎效力强，作用时间长，对 HPA 轴的危害较严重，也不适宜于长疗程的用药。本处方属遴选药品不适宜。

【干预建议】建议停用地塞米松，使用不含氟的糖皮质激素类药物，如泼尼松、泼尼松龙、甲泼尼龙。

案例 38
【处方描述】

性别:女　年龄:2 岁
临床诊断:湿疹。
处方内容:
0.1% 氟轻松乳膏　0.01g:10g×1 支　0.1g　q.d.　外用

【处方问题】遴选药品不适宜。

【机制分析】湿疹以局部药物治疗为主,其中外用的糖皮质激素类药物是治疗湿疹的主要药物。外用糖皮质激素类药物的作用强度可以分为超强效、强效、中效和弱效 4 类。儿童建议选用弱效、中效或软性激素(指激素全身吸收很少或者在皮肤内被吸收后能迅速地被分解代谢为无活性的降解产物,而局部却保留高度的活性,故对 HPA 轴抑制及其他全身不良反应大为减少,治疗指数大为提高。常用的有糠酸莫米松及丙酸氟替卡松),除非临床特别需要或药品特别说明,应慎用强效及超强效激素。0.1% 氟轻松乳膏为超强效外用糖皮质激素类药物,儿童由于皮肤薄,代谢及排泄功能差,大面积长期应用容易全身吸收产生系统不良反应。该患儿 2 岁,不建议用 0.1% 氟轻松乳膏治疗婴幼儿湿疹。本处方属遴选药品不适宜。

【干预建议】建议停用 0.1% 氟轻松乳膏,选用软性激素(如糠酸莫米松软膏、丙酸氟替卡松软膏)或弱效糖皮质激素类药物(如 1% 醋酸氢化可的松、0.01% 氟轻松软膏等)。

案例 39

【处方描述】

性别:女 年龄:2 岁
临床诊断:皮肤血管瘤。
处方内容:
氢化可的松片剂 10mg×10 片 15mg q.o.d p.o.

【处方问题】遴选药品不适宜。

【机制分析】婴幼儿皮肤血管瘤的治疗目标主要是预防或尽量减少残留皮肤改变所致损容,尽量减少瘢痕形成、出血、感染和疼痛,预防或逆转并发症等。对于浅表的血管瘤,可用局部药物治疗法,可采用外用 β 受体拮抗剂、糖皮质激素类药物和咪喹莫特。而对于需要治疗的高危 / 复杂性血管瘤,一线治疗药物为口服的非选择性 β 受体拮抗剂普萘洛尔,若患者存在 β 受体拮抗剂禁忌证时可选择全身用糖皮质激素类药物。治疗一般持续数月或更久,建议选择中效糖皮质激素类药物,具体疗程取决于治疗指征、疗效以及治疗时患儿的年龄。不能突然停用或快速减少糖皮质激素类药物剂量。

一般隔日疗法只适用于中效糖皮质激素类药物,如甲泼尼龙或泼尼松。对于短效糖皮质激素类药物(如氢化可的松)疗效不能维持 2 天,而长效糖皮质激素类药物因为半衰期长,虽然也可隔日疗法,但对 HPA 轴有较强的抑制作用,故不建议使用。本处方属遴选药品不适宜。

【干预建议】建议选用 β 受体拮抗剂(普萘洛尔的局部或口服用药),若患者存在 β 受体拮抗剂禁忌证时,建议改用中效糖皮质激素类药物,如甲泼尼龙或泼尼松。

案例 40
【处方描述】

性别:女　年龄:1 岁
临床诊断:婴幼儿哮喘(慢性持续期)。
处方内容:
布地奈德福莫特　80μg/4.5μg×60 吸 / 瓶　0.5 吸　b.i.d.　雾化吸入
罗粉吸入剂

【处方问题】遴选药品不适宜。

【机制分析】糖皮质激素类药物是最有效的控制哮喘气道炎症的药物,哮喘慢性持续期首选 ICS。布地奈德福莫特罗含吸入 ICS 和长效 β2 受体激动剂,可用于治疗哮喘,但是布地奈德福莫特罗适用于 6 岁以上儿童,不推荐 6 岁以下儿童使用。此外布地奈德福莫特罗粉吸入剂为干粉吸入剂。吸入步骤如下:第一步,检查剂量指示窗,看是否有足够剂量药物,确保有效吸入;第二步,一手握住瓶身,一手握住底盖,先向右转到底,再向左转到底,听到“咔”一声,表示完成一次剂量的充填;第三步,缓慢呼气,尽可能呼出肺内空气;第四步,吸入药物后同样需要屏住气息 5~10 秒后缓慢呼气,使药物充分进入气道;第五步,用清水漱口,去除咽部残留的药物,避免因药物沉积引起的声音嘶哑和真菌感染;第六步,用纸或布擦干吸口,切勿使用清水冲洗,擦拭后盖紧瓶盖。因此婴幼儿难以完成上述操作,使用方法错误,不但容易引发不良反应,更重要的是可能导致药效发挥不足致使哮喘再次发作。本处方属遴选药品不适宜。

【干预建议】停用布地奈德福莫特罗粉吸入剂,建议改用雾化吸入用布地奈德溶液,若症状不能控制可加用特布他林或沙丁胺醇吸入剂。

七、溶媒选择不适宜

【处方描述】

性别:女 年龄:22 岁

临床诊断:重度子痫前期 HELLP 综合征。

处方内容:

氢化可的松注射液 2ml:10mg×12 支 120mg q.d. iv.gtt

5% 葡萄糖注射液 100ml:5g×1 袋 100ml q.d. iv.gtt

【处方问题】溶媒选择不适宜。

【机制分析】HELLP 综合征,义名溶血、肝酶升高、血小板减少综合征,是妊娠高血压的严重并发症,常危及生命。糖皮质激素类药物通过免疫抑制可治疗 HELLP 综合征,其作用机制在于减少血小板聚集,降低脾脏清除血小板,直接作用于血管内皮及血液流变机制,并最终改善血小板活性。故该患者有指征使用糖皮质激素类药物。但 120mg 氢化可的松不能用 100ml 5% 葡萄糖注射液配制,氢化可的松注射液含乙醇 50%,使用前必须充分稀释,建议加 25 倍生理盐水或 5% 葡萄糖注射液 500ml 稀释。本处方属溶媒选择不适宜。

【干预建议】建议用 5% 葡萄糖溶液 500ml 稀释溶解静脉滴注。

八、合并问题

【处方描述】

性别:女 年龄:58 岁

临床诊断:肾病综合征。

处方内容:

地塞米松磷酸钠注射液 1ml:5mg×1 支 5mg b.i.d. iv.gtt

20% 甘露醇 100ml:20g×1 袋 100ml b.i.d. iv.gtt

【处方问题】存在配伍禁忌,遴选药品不适宜。

【机制分析】肾病综合征是指大量蛋白尿、低白蛋白血症、明显水肿和/或高脂血症的等一组临床表现相似的综合征。肾病综合征的药物治疗主要包括:利尿消肿剂、糖皮质激素类药物、免疫抑制剂、抗凝药物、降血脂药物等。对于微小病变型肾病及局灶性节段性肾小球硬化患者,首选糖皮质激素类药物。糖皮质激素类药物的起始剂量推荐口服泼尼松 1mg/(kg·d)(最大剂量不超过80mg/d),一般连用8周,然后缓慢减量,最后以最小有效剂量作为维持剂量,通常为 0.2mg/(kg·d)。维持治疗疗程约 6~12 个月。该患者诊断肾病综合征建议口服中效糖皮质激素类药物。甘露醇具利尿消肿的作用,但是地塞米松注射液为有机酸钠盐,20% 甘露醇属于过饱和溶液,地塞米松注射液与 20% 甘露醇混合,容易析出结晶。本处方属存在配伍禁忌,遴选药品不适宜。

【干预建议】建议停用长效地塞米松注射液,改用口服中效糖皮质激素类药物。若地塞米松和甘露醇联用,建议地塞米松和甘露醇分开滴注,输注地塞米松磷酸钠注射液与 20% 甘露醇两种药物时,应在两组输液间期用 0.9% 氯化钠注射液或5% 葡萄糖注射液进行冲管,避免混浊及沉淀的产生,减少配伍禁忌的发生。

案例 43

【处方描述】

性别:男　年龄:2 岁

临床诊断:急性支气管炎。

处方内容:

注射用糜蛋白酶	4 000U×1 瓶	4 000U	q.d.	雾化
地塞米松磷酸钠注射液	1ml:5mg×1 支	5mg	q.d.	雾化
硫酸庆大霉素注射液	2ml:8 万 U×1 支	8 万 U	q.d.	雾化
0.9% 氯化钠注射液	2ml:18mg×1 支	2ml	q.d.	雾化

【处方问题】剂型与给药途径不适宜,遴选药品不适宜。

【机制分析】急性支气管炎是由于感染、物理、化学刺激或过敏因素引起的支气管黏膜的急性炎症,治疗策略在于最大程度地减轻症状。症状明显的患者可给予对症治疗,常用的治疗药物包括:镇咳药、祛痰药、解痉抗过敏药(如氨茶碱、沙丁胺醇和马来酸氯苯那敏等)、抗感染药。不推荐对无肺炎的急性单纯性支气管炎进行常规抗菌药物治疗。对于有细菌感染指征的患儿可使用抗菌药物,一般可选用青霉素类、头孢菌素类、大环内酯类等。支气管炎患者是否使用糖皮质激素类药物具有一定的争议性。

该处方使用全身用糖皮质激素类药物地塞米松磷酸钠注射液、庆大霉素注射液雾化吸入不合理,因注射用地塞米松磷酸钠注射液、硫酸庆大霉素注射液的说明书用法中均无吸入疗法。吸入型糖皮质激素类药物品种的选择不能用全身用糖皮质激素类药物替代,庆大霉素、地塞米松都是水溶性药物,全身吸收广泛,其分子较大,多沉积在大气道,肺内沉积率低,局部抗炎作用弱,不能很好地到达肺细支气管发挥作用。此外地塞米松磷酸钠注射液与黏膜组织结合较少,与糖皮质激素受体的亲和力低,在气道内滞留时间也短,疗效也相对较差,且因是长效类激素,可持久抑制下丘脑 - 垂体 - 肾上腺轴,故不推荐地塞米松注射液雾化吸入。庆大霉素的气道药物浓度过低,达不到抗感染的目的,细菌长期处于亚抑菌状态,产生耐药,同时可刺激气道上皮,加重上皮炎症反应。且硫酸庆大霉素有耳毒性,儿科中应慎用。本处方属剂型与给药途径不适宜,遴选药品不适宜。

【干预建议】布地奈德是被 FDA 唯一批准可用于 4 岁以下儿童使用的雾化吸入激素,建议改用雾化用布地奈德溶液。如有细菌感染指征,建议停用庆大霉素,改用青霉素类、头孢菌素或大环内酯类抗菌药物口服或静脉用药。

案例 44

【处方描述】

性别:女　年龄:22 岁

临床诊断:慢性阻塞性肺疾病急性加重期。

处方内容:

吸入用布地奈德混悬液	2ml:1mg×1 支	2ml	b.i.d.	雾化
吸入用复方异丙托溴铵	2.5ml×1 支	2.5ml	b.i.d.	雾化
0.9% 氯化钠注射液	2ml:18mg×1 支	2ml	b.i.d.	雾化
甲泼尼龙片	4mg×30 片	40mg	q.d.	p.o.

【处方问题】联合用药不适宜,用法、用量不适宜。

【机制分析】AECOPD 治疗时优先选择支气管扩张剂,如短效 β_2 受体激动剂(如沙丁胺醇),短效抗胆碱能药物(如异丙托溴铵)。糖皮质激素类药物是最有效的控制气道炎症的药物,首选吸入型糖皮质激素类药物。AECOPD 患者在使用支气管舒张剂基础上,加用全身糖皮质激素类药物的使用可以缩短恢复时间,改善肺功能和低氧血症,减少早期复发和治疗失败的风险,缩短住院时间。目前推荐使用泼尼松 30~40mg/d,疗程不超过 7 日。每小瓶(2.5ml)吸入用复方异丙托溴铵溶液,含异丙托溴铵 0.5mg(相当于异丙托溴铵一水化物 0.522mg)和硫酸沙丁胺醇 3mg(相当于沙丁胺醇碱 2.5mg),根据药品说明书不建议复方异丙托溴铵与其他物品混在同一雾化器中使用,因此不建议布地奈德与复方异丙托溴铵在同一雾化器中联合使用。复方异丙托溴铵为短效支气管扩张剂,维持治疗常规为每次一瓶(2.5ml),每天 3~4 次。本处方属联合用药不适宜,用法、用量不适宜。

【干预建议】建议医师将复方异丙托溴铵和布地奈德混悬液分开雾化,并建议修改复方异丙托溴铵为 2.5ml t.i.d.。

案例45
【处方描述】

性别:男　年龄:26 岁

临床诊断:脚癣。

处方内容:

炉甘石洗剂	100ml×1 瓶	5ml	q.d.	外用
醋酸泼尼松片	5mg×21 片	15mg	b.i.d.	p.o.
伊曲康唑胶囊	0.1g×14 粒	0.2g	b.i.d.	p.o.

【处方问题】适应证不适宜,联合用药不适宜。

【机制分析】脚癣是最常见的浅部真菌病,致病菌以毛癣菌为主,其中最常见的是红色毛癣菌和须癣毛癣菌。治疗上常选择抗真菌的外用药或口服药,伊曲康唑胶囊为抗真菌药物,该患者使用合理。糖皮质激素类药物并不能治疗真菌感染,还可诱发真菌感染加重,因此该患者无指征使用糖皮质激素类药物。此外伊曲康唑可抑制糖皮质激素类药物在体内的消除,抗真菌药物会抑制肝药酶对糖皮质激素类药物在肝脏中的代谢,还有可能使内源性肾上腺皮质功能受到抑制,出现不良反应。本处方属适应证不适宜,联合用药不适宜。

【干预建议】建议停用泼尼松龙片。

案例46
【处方描述】

性别:女　年龄:72 岁

临床诊断:痛风急性发作;2 型糖尿病;高血压(3 级很高危组)。

处方内容:

洛索洛芬钠片	60mg×20 片	60mg	t.i.d.	p.o.
甲泼尼龙片	4mg×30 片	20mg	q.d.	p.o.
坎地沙坦酯片	8mg×7 片	8mg	q.d.	p.o.
阿卡波糖片	0.05g×30 片	0.1g	t.i.d.	p.o.

【处方问题】遴选药品不适宜，联合用药不适宜。

【机制分析】痛风急性发作常用的药物包括全身用和关节内注射糖皮质激素类药物、非甾体抗炎药、秋水仙碱。国外指南推荐上述三种药物均为痛风急性发作的一线用药。国内指南推荐尽早使用小剂量秋水仙碱或非甾体抗炎药(足量、短疗程)，对上述药物不耐受、疗效不佳或存在禁忌的患者，可全身应用糖皮质激素类药物。若一种药物疗效差，可联合两种抗炎镇痛药物，如小剂量秋水仙碱或非甾体抗炎药或小剂量秋水仙碱与全身糖皮质激素类药物联用。该患者诊断痛风急性发作，使用非甾体抗炎药洛索洛芬钠和糖皮质激素类药物甲泼尼龙抗炎镇痛。甲泼尼龙与洛索洛芬钠合用，两者都有致溃疡的不良反应，可能会增加消化道出血等不良反应。

患者诊断为糖尿病和高血压，使用阿卡波糖和坎地沙坦酯。阿卡波糖为α-葡萄糖苷酶抑制药，通过抑制小肠对碳水化合物的吸收，延迟并减少肠腔对葡萄糖的吸收，从而达到降血糖的目的，以降低餐后血糖为主。阿卡波糖的常用剂量为一次50~100mg，一日3次，最大剂量可至一次0.2g，一日3次。坎地沙坦酯为血管紧张素Ⅱ受体阻滞药，为降压药物，常用剂量为一日1次，每次4~8mg，必要时可增加剂量至12mg。甲泼尼龙可升高血糖，在使用甲泼尼龙期间可能需要增加降糖药的剂量；此外甲泼尼龙还可升高血压，可能需要调整降压药物的剂量。因此不建议高血压、糖尿病患者痛风期间选用糖皮质激素类药物抗炎镇痛。本处方属遴选药品不适宜，联合用药不适宜。

【干预建议】①建议停用甲泼尼龙，单用洛索洛芬钠抗炎镇痛，如患者症状不能缓解，建议可加用秋水仙碱联合洛索洛芬钠。如患者上述治疗不佳或有禁忌，或累及大关节或合并全身症状的患者，可继续使用糖皮质激素类药物治疗，建议秋水仙碱与糖皮质激素类药物合用。如患者继续使用糖皮质激素类药物和非甾体抗炎药，建议加用护胃药。②使用糖皮质激素类药物过程中应密切监测血糖和血压，必要时调整降糖和降压方案。

案例47

【处方描述】

性别：男　年龄：75岁

临床诊断：慢性阻塞性肺疾病急性加重期。

处方内容：

5% 葡萄糖注射液	100ml:5g×1袋	100ml	q.d.	iv.gtt
氨茶碱注射液	2ml:0.25g×1支	0.25g	q.d.	iv.gtt
注射用甲泼尼龙琥珀酸钠	40mg×1支	40mg	q.d.	iv.gtt

【处方问题】遴选药品不适宜,存在配伍禁忌。

【机制分析】AECOPD 患者治疗的目标为减轻急性加重的病情,预防再次急性加重的发生。AECOPD 治疗时优先选择的支气管扩张剂通常是单一吸入的短效 β_2 受体激动剂,或联合应用吸入短效抗胆碱能药物。AECOPD 患者在使用支气管舒张剂基础上,加用全身用糖皮质激素类药物的使用可以缩短恢复时间,改善肺功能和低氧血症,减少早期复发和治疗失败的风险,缩短住院时间。目前推荐使用泼尼松 30~40mg/d,疗程不超过 5~7 日。茶碱也是我国治疗 COPD 的常用药物,具有支气管扩张作用、抗炎和免疫调节作用,但是茶碱的不良反应多,安全范围窄,不推荐茶碱静脉滴注,且认为低剂量茶碱对治疗 AECOPD 患者临床证据有限。氨茶碱是无水茶碱和乙二胺的复盐,乙二胺可使无水茶碱水溶性增加,经体内代谢释放出活性的茶碱。

有关氨茶碱和甲泼尼龙琥珀酸钠的配伍情况目前存在一定的争议,国内很多资料提示二者之间存在配伍禁忌,但有文献分析表明氨茶碱与甲泼尼龙琥珀酸钠是否存在配伍禁忌,除了与药物的浓度有关,与溶液的放置时间也有很大的关系。考察时间 >24 小时,氨茶碱 / 甲泼尼龙琥珀酸钠溶液体系容易产生沉淀,当甲泼尼龙琥珀酸钠浓度为 10mg/ml,氨茶碱浓度为 0.4mg/ml 时显示物理不相容,样品出现黄色变色。而当氨茶碱浓度为 1mg/ml,甲泼尼龙琥珀酸钠的浓度为 2mg/ml 时物理相容,没有可见的混浊或颗粒形成,无颜色变化,可配伍。本处方属遴选药品不适宜,存在配伍禁忌。

【干预建议】AECOPD 患者建议停用氨茶碱,改用特布他林、沙丁胺醇等短效支气管扩张剂。为避免相容性和稳定性问题,建议氨茶碱和甲泼尼龙琥珀酸钠分开给药。如需合并使用,建议配置后尽快使用,甲泼尼龙琥珀酸钠浓度不超过 2mg/ml,氨茶碱浓度不超过 8mg/ml。

案例 48

【处方描述】

性别:男 年龄:4 岁

临床诊断:上呼吸道感染。

处方内容:

注射用头孢呋辛	0.75g×1 瓶	0.75g	b.i.d.	iv.gtt
地塞米松磷酸钠注射液	1ml:5mg×1 支	2mg	b.i.d.	iv.gtt
0.9% 氯化钠注射液	100ml:0.9g×1 袋	100ml	b.i.d.	iv.gtt

【处方问题】适应证不适宜;存在配伍禁忌。

【机制分析】上呼吸道感染是由各种病毒和细菌引起的主要侵犯鼻、咽或喉部急性炎症的总称。以病毒感染多见，约占 70%~80%；细菌感染约占 20%~30%，以溶血性链球菌最为多见。对于上呼吸道感染的药物治疗包括：对症治疗（解热镇痛药、抗鼻塞抗过敏药、镇咳药）和对因治疗（抗病毒感染和抗细菌感染）。如有细菌感染，可酌情选用适当的抗感染药物，儿童可选择青霉素类、大环内酯类。

儿童单纯上呼吸道感染无指征使用糖皮质激素类药物，且和头孢呋辛联用存在配伍禁忌，具体原因如下：①对不明原因的感染或抗菌药尚未能有效控制的重症细菌感染，以及一般性感染性疾病等不建议使用糖皮质激素类药物。②虽然糖皮质激素类药物能抑制细菌或病毒感染时内源性热原的释放，抑制体温中枢对热原的反应，使体温下降。但是糖皮质激素类药物抑制炎症反应，使机体抵抗力降低，故可致感染扩散。③头孢呋辛含 β-内酰胺环，β-内酰胺类不可与含醇的药物合用，某些地塞米松剂型含有醇类，混合后可能加速 β-内酰胺环开环，降低药效。④在行抗感染治疗时，同时加用糖皮质激素类药物容易掩盖头孢类等抗菌药过敏的初期症状。因地塞米松起效缓慢，既不是治疗严重过敏反应的一线治疗药物，也尚未充分证实其能否降低迟发过敏反应的危险，更不能用于预防头孢菌素过敏。本处方属适应证不适宜，存在配伍禁忌。

【干预建议】建议停用地塞米松，单用头孢呋辛抗感染治疗。预防头孢菌素类抗生素过敏反应的重点是，用药前详细询问患者的疾病史、过敏史、家族史等，而不是同时使用地塞米松来预防；而且无论头孢菌素皮试阴性还是阳性，用药前都要准备好抢救设备和药物。

案例 49

【处方描述】

性别：女　年龄：64 岁
临床诊断：慢性荨麻疹。
处方内容：

地塞米松磷酸钠注射液	1ml：5mg×2 支	10mg	q.d.	iv.gtt
0.9% 氯化钠注射液	100ml：0.9g×1 袋	100ml	q.d.	iv.gtt

【处方问题】遴选药品不适宜；溶媒选择不适宜。

【机制分析】荨麻疹以风团和瘙痒为主要表现，临床上较为常见。其治疗目的是控制症状，提高患者的生活质量。对于慢性荨麻疹，其一线治疗药物是第二代非镇静抗组胺药,当第二代抗组胺药常规剂量使用 1~2 周后不能有效控制症状时,可考虑更换抗组胺药品种,或联合其他第二代或第一代抗组胺药以提高抗炎作用。上述治疗都无效的患者,可考虑以下治疗:雷公藤多苷、环孢素、糖皮质激素类药物、生物制剂或光疗。糖皮质激素类药物一般建议给予口服泼尼松 0.3~0.5mg/(kg·d)(或相当剂量的其他糖皮质激素类药物),好转后逐渐减量,通常疗程不超过 2 周。故糖皮质激素类药物作为慢性荨麻疹三线治疗方案,不主张常规使用,在明确并去除病因,以及口服抗组胺药不能有效控制症状时再选择糖皮质激素类药物。此外根据地塞米松磷酸钠注射液说明书,地塞米松静脉滴注时应以 5% 葡萄糖注射液稀释。虽然有资料显示地塞米松可与氯化钠溶液配伍,但为避免纠纷,建议根据说明书选择溶媒。本处方属遴选药品不适宜,溶媒选择不适宜。

【干预建议】建议改用抗组胺药,如抗组胺药治疗无效可使用糖皮质激素类药物,建议首选口服,如有口服禁忌再静脉使用糖皮质激素类药物。使用地塞米松注射液建议应用 5% 葡萄糖注射液作溶媒。

案例 50

【处方描述】

性别:女　年龄:6 岁
临床诊断:过敏性鼻炎,鼻出血。
处方内容:
糠酸莫米松鼻喷雾剂　50μg×60 喷 / 瓶　1 喷　b.i.d.　喷鼻

【处方问题】用法、用量不适宜;遴选药品不适宜。

【机制分析】儿童过敏性鼻炎(allergic rhinitis,AR)的治疗需要防治结合,防治原则包括环境控制、药物治疗、免疫治疗和健康教育。其中药物治疗方面:轻度间歇性儿童 AR 采取抗组胺药治疗,中 - 重度间歇性和持续性儿童 AR 采取鼻用糖皮质激素类药物、抗组胺药和 / 或白三烯受体拮抗剂联合用药。第二代抗组胺药为儿童 AR 的一线治疗药物,临床推荐用于儿童患者的治疗。这类药物起效快速,持续作用时间较长,能显著改善鼻痒、喷嚏和流涕等鼻部症状。糖皮质激素类药物具有显著的抗炎、抗过敏和抗水肿作用。鼻用糖皮质激素类药物是儿童 AR 的一线治疗药物,主要用于中重度儿童 AR,对儿童 AR 患者的大多数鼻部症状包括喷嚏、流涕、鼻痒和鼻塞均有显著改善作用。中重度间歇性儿童 AR 使用鼻用糖皮质激素类药物的每个疗程原则上不少于 2 周;中重度持续性儿童 AR 联合应用抗组胺药每个疗程 4 周以上。

　　根据糠酸莫米松鼻喷雾剂说明书:3~11岁儿童推荐剂量为每侧鼻孔1喷,每天1次,该处方一日2次给药,用法不适宜。使用糖皮质激素类药物有致鼻出血的不良反应,且因糖皮质激素类药物具有抑制伤口愈合的作用,若因鼻部外伤致鼻出血,在伤口愈合前不应使用鼻腔用糖皮质激素类药物。本处方属用法、用量不适宜,遴选药品不适宜。

　　【干预建议】建议若为鼻外伤引起鼻出血或因吸入糖皮质激素类药物导致的鼻出血应停用该药,建议换用抗组胺药。若需使用糠酸莫米松鼻喷雾剂,儿童的推荐剂量为每侧鼻孔1喷,每天1次,并密切监测其不良反应。

第五节　小　　结

　　糖皮质激素类药物在临床各科多种疾病的治疗中得到了广泛的应用,但临床的不合理应用现象非常突出,给患者的健康乃至生命安全造成了重大影响。因此,如何正确、合理地应用糖皮质激素类药物,以最大限度地提高疗效和减少不良反应发生是各科临床医师面临的课题。糖皮质激素类药物处方审核中常见的不合理问题包括:适应证不适宜,遴选药品不适宜,剂型与给药途径不适宜,联合用药不适宜,存在配伍禁忌,用法、用量不适宜,溶媒选择不适宜以及合并问题。审方药师也应熟悉并不断更新临床知识并了解相关指南,运用药学和临床思维,通过审核工作及时与医师沟通,协助医师使糖皮质激素类药物在临床中尽可能发挥最大的功效又避免其滥用,从而保证其临床疗效及安全性。

(伍俊妍　赵文霞)

参考文献

[1] 文富强,谢其冰.糖皮质激素规范使用手册.北京:人民卫生出版社,2015.
[2] 卫生部,国家中医药管理局,总后卫生部.糖皮质激素类药物临床应用指导原则.中华内分泌代谢杂志,2012,28 (2):171-202.
[3] 母义明,郭代红,彭永德,等.临床药物治疗学:内分泌代谢疾病.北京:人民卫生出版社,2017.
[4] 沈悌,厉有名.糖皮质激素临床的合理使用.2版.北京:人民卫生出版社,2018.
[5] 吴新荣,杨敏.药师处方审核培训教材.北京:中国医药科技出版社,2019.
[6] 中国中西医结合学会皮肤性病专业委员会环境与职业性皮肤病学组.规范外用糖皮质激素类药物专家共识.中华皮肤科杂志,2015,48 (2):73-75.
[7] 中华医学会眼科学分会角膜病学组.我国糖皮质激素眼用制剂在角膜和眼表疾病治疗中应用的专家共识.中华眼科杂志,2016,52 (12):894-897.

［8］申昆玲，邓力，李云珠，等.糖皮质激素雾化吸入疗法在儿科应用的专家共识(2018年修订版).临床儿科杂志，2018, 36 (2): 95-107.

［9］中国医师协会急诊医师分会，中国人民解放军急救医学专业委员会，北京急诊医学学会，等.雾化吸入疗法急诊临床应用专家共识(2018).中国急救医学，2018, 38 (7): 565-574

［10］杨宝峰.药理学.8版.北京：人民卫生出版社，2013.

［11］中华医学会糖尿病学分会.中国2型糖尿病防治指南(2017年版).中华糖尿病杂志，2018, 10 (1): 4-67.

［12］中华医学会风湿病学分会.糖皮质激素诱导的骨质疏松诊治的专家共识.中华风湿病学杂志，2013, 17 (6): 363-368.

［13］慢性阻塞性肺疾病急性加重(AECOPD)诊治专家组.慢性阻塞性肺疾病急性加重(AECOPD)诊治中国专家共识(2017年更新版).国际呼吸杂志，2017, 37 (14): 1041-1057.

［14］中华医学会，中华医学会杂志社，中华医学会全科医学分会，等.支气管哮喘基层诊疗指南(2018年).中华全科医师杂志，2018, 17 (10): 751-762.

［15］中华耳鼻咽喉头颈外科杂志编辑委员会鼻科组，中华医学会耳鼻咽喉头颈外科学分会鼻科学组.变应性鼻炎诊断和治疗指南(2015年，天津).中华耳鼻咽喉头颈外科杂志，2016, 51 (1): 6-24.

［16］中华医学会内分泌学分会.中国高尿酸血症与痛风诊疗指南(2019).中华内分泌代谢杂志，2020, 36 (1): 1-13.